はじめに

昨今、藤原正彦氏の「国家の品格」（新潮新書、二〇〇五年一一月二〇日発行）がベストセラーとなっています。著者もこの本を手にとって読んでみました。「目から鱗」とはこのことでしょう。この本は、自信と誇りを失った日本人に、それを取り戻してほしいという氏の願望を綴ったものです。情緒の文明を誇る、論理の限界を知る、跪く心を忘れない、真のエリートを求める、という氏の叫びです。藤原氏の著書は、以前「若き数学者のアメリカ」を読んで感動したことがありましたが、今回の氏の著書から、すぐに思い立ったのは、わが国の医学・医療を取り巻く品格の喪失です。最近の十数年間を振り返ってみても、医療事故、特に誰もが信じて疑わなかった大学病院などの大病院で起こった医療過誤事件の頻発、医療訴訟の増大、大学研究者に見られる数々の不祥事、ありうるはずのない患者取り違え事件や誤注射など、さらには、斯界の指導的立場にある人たちの贈収賄事件などで、国民の医療に対する不信感の増幅は、かつてないほど大きくなったのではないでしょうか。

「国家の品格」の国家を「医学・医療」と読み替えてみると、まさしく現在の日本の医療そのものを指摘しているように見えるのです。自信と誇りを失った医療関係者に対して、どうしたらそれらを取り戻すことができるのか、と常日頃考えていた著者にとって、氏の著書は、闇夜に出現した一条の光とでも言うべき強烈さをもって私に呼びかけてくれたのです。

本書は、藤原氏の著書を読んだあと、貯めていたメモを見ながら気も急くままに一気に書き上げたものです。大学教授を定年退官し、第二の職場で地方公務員特別職として医療と病院運営に携わっている私の立場からすると、それなりに発言を抑えるべきかもしれないのですが、そろそろ七〇歳の高齢者に仲間入りする年齢です。何の遠慮があるものか、という心境も含めて、書き綴ったものです。自分自身には、まったく品格など備わっているなどとは思っておりませんが、医学と医療の二つの領域の琴線に触れるような立場を経験した者の責任もあろうかと感じているのです。差しさわりのある記述もあろうかと思われますが、どうか年齢に免じてご容赦をいただきたいと思います。医学・医療界でもう一度「品格論」を考えてもらう材料にでもなれば幸いです。

目次

目　次

医学・医療の品格

第1章　世界一の平均寿命と医療の質

平均寿命世界一は喜ばしいか

日本人の平均寿命は世界一です。喜ばしいと同時に誇っていいことです。しかし、何か物足りないのは私だけではないと思います。長生きをしているのに、多くの国民が抱いている老後への不安感、自分が寝たきりになったらどうなるのか、少子社会と人口減少が具体的な数値でわれわれに迫ってきている中で、いったい、「老後は幸せか?」という命題に、自信を持って答えてくれる政治家も学識経験者もいないのではないでしょうか。近年は、ただ単に長生きするだけではなく、日常生活を自活して生きられる「健康寿命」が大切であるといわれています。その健康寿命も日本人は世界一なのです。なぜ世界一になったのでしょうか。色々と理由はいわれています。日本の経済力向上による公衆衛生・環境改善、医療の進歩と普及に寄与した日本の医学と医療制度、検（健）診などの疾病予防対策の普及、欧米と異なる固有の食習慣、日に一回、三年に一回、四年に一回の割合で受診した場合の効果を見ると、四年に一回の受診よりも三年に一回の方が、さらに二年に一回の方の死亡率減少効果がはっきりと認められるのに、毎年受診する場合と二年に一回の場合を比較すると、効果があまり変わらないことがあります。検診の数が多いということはそれだけコストがかかっていることになるのですから、効果がflatになるところを称して〝flat - of - the - curve - medicine〟というのです（参考文献1）。

もっとも、最近の日本は、人口一〇万人当たりの医師数も少ないのですが、病床当たりの医師数や看護師数が欧米の先進諸国と比べてはるかに少ないのです。たとえば、主要各国の医師数を比較してみると、人口一〇〇〇人当たりの医師数は、日本が二・二人、ドイツ三・四人、フランス三・四人、イギリス二・二人、アメリカ二・三人で、ドイツやフランスよりは少ないものの、イギリス、アメリカとはそれほど違いがないことが分かります。ところが、極めて特徴的なのは、病床一〇〇床当たりの医師数です。日本が一五・六人に対して、ドイツ三九・六人、フランス三五・二人、イギリス四三・九人、アメリカ七七・八人で、日本の約二・三〜五倍となっています。同じことが看護師についてもいえるのですが、日本では人口当たりの病床数が多すぎて、それに見合う医師や看護師の数が不足しており、結果的に医療サービスが不十分となるために医師などの過重労働が改善されないという状況が続いているのです。実際、人口一〇〇〇人当たりの病床数を見ると、日本が一六・五、ドイツ八・九、フランス七・七、イギリス四・二、アメリカ三・三となっています（参考文献2）。

さらに輪をかけるように、医師の地域偏在や診療科偏在が著しく、国民皆保険制度という制度のおかげで、地方の住民は保険料を等しく徴収されているのにもかかわらず必要な医療を受けられない状況が生じているのです。最近の新聞やテレビの報道で知るまでもなく、お産ができない地方の町々、小児救急がまったくお手上げの地域、麻酔科が不足して手術さえできない地方の中核病院など、そのことによる医療の質の低下と経営への圧迫が地方財政への悪循環を招いているのです。医師不足や看護師不足の地域では、本著の主題とする「品格」を医療従事者、特に、医師に求めて論じる余裕さえないのが現状でしょう。

医療の質とは

米国医療の質委員会などの規定する医療の質には、①医療事故による傷害がないこと、②現在の医学知識を反映した最善の医療サービスを提供すること、そして③患者個々人の価値観と期待に適合する医療サービスを提供すること、の三つがあげられています。わが国で問題になっている多くの医療過誤事件は、医師の倫理観の欠如、医療技術の稚拙さ、患者や家族と良い人間関係が作れないことが原因となっています。ある私立医科大学付属病院での患者を実験にして高度医療技術（腹腔鏡下手術）を試そうとして死亡せしめて担当医師が逮捕された事例などは、われわれの記憶に新しいが、もってのほかの事例です。

医療の質には、医療技術・診療の質の他に、患者へのサービス、時間（待ち時間だけでなく、治療や相談に要した時間も）、入院施設のアメニティ（環境の快適さ）などのいわゆる患者の満足度、地域医療から見た質（地域医療連携の良さ、地域社会との良好な環境）、建物や緑の景観だけでなく医療廃棄物などの環境整備、病院に勤務する職員の満足度・誇りなど、様々なものが含まれますが、質の評価は、本来医療技術・診療のレベルが中心になるべきです。たとえば、手術成功率、治癒率、正診率、術後生存率、院内死亡率、再入院率、術後合併症発症率などの医学的成績が評価基準として用いられるべきでしょう。いくら表面上の患者満足度が高くても、誤診が多く副作用ばかりでる医療をしていては本質のところで問題になります。しかし、最近は、「患者の満足度」が重視され、いや、され過ぎているのではないかと思われるほどです。

しかし、よく言われている患者の満足度を評価するにしても、そもそも、その病院の医師数が医療法でいうところの標準人員を満たしているかどうかが先に問われます。医療法上の医師定数は、言ってみれば、最低限の条件です。最低限の条件さえ整わない（これを「標欠病院」という）のに、病院評価を患者の満足度から評価しても意味のないことです。

「標欠病院」なぜか悲しい蝉しぐれ

全国的には医師数は十分だと厚生労働省はいっていますが、それは平均値であって、未だに北海道や東北地方では、医師不足で悩んでいるのです。医師不足で悩まないのは、政令都市の大都会か大学医学部附属病院を地元にもつ都市だけです。それほど医師の地域偏在が著しいのです。一方、全国的に見ても、産婦人科医、麻酔科医、小児科医不足などの診療科偏在も著しいのです。日本全体の医師の専門診療科とその配置を適正にするための計画的な医師養成を怠ってきたツケではないでしょうか。誰も考えてこなかったのです。厚生労働省研究班の推計では、全国の医師数が二〇一五年以降は過剰になると判断しており、二〇一五年頃には二八万人、二〇三五年頃には約三三万人でほぼ一定になり、一方で、一九八〇年から二〇〇二年の患者数を基に必要となる医師数を算出すると、二〇一五年頃には二八万人と実際の医師数とほぼ同じになり、これ以降は医師数が必要な人数を上回るとされています。さらに研究班は「医師数の増加ではなく、医師の配置調整が必要」（参考文献３）としていますが、いささか遅きに失したのではないでしょうか。

今は、医師が不足している診療科について述べましたが、逆に、実態に即して多すぎる専門医のいる科もあるといわれています（後述）。

全国の一〇〇床以下の病院では約八割が標欠病院といわれますが、二〇〇床以上の病院でも少なくないのです。標欠とは医師だけではありません。看護師でもいわれるし、薬剤師でも該当します。病院の存続に直接的に影響するのが医師ですので、医師数が主に論じられていますが、**「医療の質」**は医師だけではなく、看護師の数も薬剤師の数だって大いに関係します。標準にさえなっていない、標準に欠けるという意味の**標欠病院**という語感は、いかにも裏悲しい響きを持っているではありませんか。

数年前、北海道・東北地方を中心に全国的にも広がった医師の**「名義貸し」**は、様々な問題を含んでいました。大学の医局制度が悪いという単純なものではないのです。そもそも、大学医学部の教授をはじめとする医師の多くは、「標欠病院」という言葉もその意味も知らないし、いわんや、医師定数をある一定の割合で満たされなければ診療報酬請求額が減額されることなどは、皆目分からなかったのです。ちなみに、平成一八年三月までは、医師充足率が六〇％を下回る場合は、診療報酬が一二％もカットされることになっており医療収入に大きな影響を与えていました。その後、平成一八年四月から改正健康保険法が施行され、六ヶ月の猶予期間があるものの、診療報酬減額の対象が医師充足率六〇％から七〇％に引き上げられ、七〇％を下回ると二％がカットされることになりました。したがって当時の大学教授や大学院生は、「名義貸し」が「不正請求」に利用されているなどとは思いもしなかったに違いないのです。かく言う自分も、この「標欠」という言葉と意味を知ったのは、大学を退官して病院事業管理者になってからです。何しろ、多くの医師は、このことに関する医療法の記載事項をよく理解していなかったのです。医学教育のありようまで問われているといってもいいでしょう。

いくら大学へお願いしても、全国に公募しても、必要な医師数を確保できないでいる地方病院の声が、むなしくも住民の叫びの中に消し去られていく様子は、あたかも、藤沢周平の「蝉しぐれ」に出てくる牧文四郎が、父親の遺体を荷車に載せて暑い夏の坂道を誰の助けもなく懸命に登ろうとしている姿に似て、なぜか悲しく思われるのです。

アメとムチの是非

今は、日本医療機能評価機構などが行う医療機能評価を受審して認定書を取得していることが条件となって、診療報酬施設基準が加算（たとえば、緩和ケア病棟入院料、外来化学療法加算）や減額されたりするようになっています。診療報酬点数を上げるために、同機構の評価を受審しようとする動機付けにはなりますが、そのためにするというのは本末転倒です。しかし、現状は、医療の質を向上させる動機付けには、「アメとムチ」が必要なのかもしれません。名義貸しによる診療報酬の不正請求は、この「ムチ」を避けようとしたものでした。人間のやることです、善意だけに頼っていたのでは「医療の質」は向上しないと判断したムチでしょう。医療の質が厳しく問われるようになって、わが国の診療報酬体制も医療の質に視点を置いて経済的な裏付けを図ることが今後さらに求められるのです。

安全神話の崩壊

わが国の安全神話はまったく崩壊してしまったようです。たとえば、公共交通機関の大事故、飛行機の故障、原子力発電所のパイプ破損事故など色々あります。国防上極めて重要な秘密情報がインターネットを通じて漏洩したり、多数の顧客個人情報が売買されたり、そして、誘拐や殺人の増加は、生命の安心・安全さえ保障されなくなったといっていいでしょう。

そしてまた毎日のように医療事故がマスメディアで報道されています。われわれの健康あるいは生命の安全を脅かす事故が頻発しているのです。科学あるいは科学技術はわれわれに豊かさと安全をもたらすといわれてきましたが、はたしてそうでしょうか。かえって大きな危険をもたらしているのではないかということも考えられるのです。

医療事故の中には、従事者の間違いや、ミスによって起こった事故があります。これを医療過誤といいますが、不可抗力で起こる事故もあります。それを合わせて医療事故というのです。

この医療過誤というのは言ってみれば不注意や過失ですから、これは予防できるということになります。

大学病院の医療過誤

全国の大学附属病院は八〇以上ありますが、数年前に、文部科学省が医療事故防止策のために医薬品、医療材料などの管理取り扱いに関する調査を行ったことがあります。看護師に対する調査では、医師の指示がときどき不明確であるというのが九一％、不明確であると断言しているのが二・六％ですから、九四％近くの人はとにかく不明確さを感じていることが多いということが分かりました。それから医薬品投与時に患者を取り違えてしまいそうになったことがあるというのが六八％もありました。実際に患者を取り違えたことがあった、というのが一六％ですから、これもまた八四％の危険があるということを看護師は答えています。それから医療ミスの最大の背景は、正しいという思いこみで行われる確認作業でしょうかという質問に対して、まったくそう思うと七〇％の人が答えています。思いこみというのが一つの事故の背景になっているという意識を看護師は持っているのです。

さらに病棟保管の医薬品の種類は病棟ごとに大きな違いがあり、必要最小限のものに精選されていないかどうかという質問に対して、内科系、外科系、小児科系などによって色々違いますが、外来の救急箱の中にまず外来では絶対に使わないような注射薬が入っているとか、薬の濃度とか量についてもまず使わないようなものが結構入っているという回答がありました。それらを整理する必要があるのではないかということだと思います。私自身、管理する病院でも薬剤濃度（%）が、他の通常の病院で用いる濃度の倍のものしか在庫していなかったことに気づかずに「ひやり」としたことがありました。

ミステイクとスリップ

ヒューマンエラーという言葉をご存知の読者も多いと思いますが、人間が間違うエラーには**ミステイクとスリップ**があります。点滴注射を要する入院患者に対して、皮下注射薬なのに、静脈に注射をしてもよい薬だと思って静脈注射をするのは、知識不足によるミステイクです。それからスリップというのは皮下注射薬だと分かっているのに、血管のほうにつないでしまう。これは分かっていてもやってしまうという疲労の蓄積がその注意をスリップしてしまうということだと思います。これにはチーム医療とか、バックアップ体制などの対策が必要です。一方、**「知識ある媒介者の法則」**というものがあり、医師、看護、薬剤師などの専門職が媒介している以上、製造業、医薬品メーカー、医療機器メーカーはどんな形の薬剤であれ、医療機器であれ、専門職の能力を前提としているかぎり、法的責任は問われないのです。そのため、薬もみな似たような剤形やカプセルの色をしていますが、これを専門職の人が扱って投与しているから、あるいは注射をするときに、専門の人が間違わないはずだという前提でメーカーが薬や機械を作っているというわけです。現在、このような事故を防ぐためにメーカー側からの改善が進められていますが十分ではありません。このことは、医師の民事責任を基礎付ける債務不履行責任や不法行為責任の中核をなす**「善良なる管理者の注意義務（善管注意義務）」**との関わりが出ていますが詳細は専門書に譲ります（参考文献4）。

医史学を必須カリキュラムに入れてはどうか

医史学は、本来重要な学問分野だと思います。しかし、日本においてはほとんどの大学医学部にはこの講座はありません。順天堂大学大学院医学研究科では早くから講座を設置して教育研究をしています。平成一五年から「医史学・医の人間学」講座と名称を変更して、狭い意味での医史学だけではなく、医の人間学を研究する講座として再出発しています。しかし、医史学会の発表課題を概観すると、相変わらずのテーマを取り上げており、古くはヒポクラテスから、ヘボン、シーボルト、コッホ、また江戸時代、明治時代の医療などまさしく医の歴史を取り上げています。私は過誤（ミス）から学ぶ心をもっと医学部学生の教育に生かせないだろうかと考えています。あまりにも古い歴史ではなく、ここ数十年程度の医学・医療の失敗の歴史を検証し、学生にも教えるのです。たとえば、「医学・医療における五十年の愚行」とか、「**三た論法**からEBMへ」（参考文献5）とか、これまで先人が犯した医療過誤事件やそれをどう解決してきたかなど、研究テーマとしても教育課題としても重要なことと思われます。

〔参考文献〕
1. 久道茂「公衆衛生の責任」、東北大学出版会、二〇〇〇年、二一頁
2. OECD、Health Data（二〇〇二、二〇〇五）
3. 日本経済新聞、二〇〇六年五月三〇日号
4. 河上正二「医療における「善管注意義務」－最近の最高裁判例から」、日医雑誌、第一三五巻・第一号、二〇〇六年四月、七七－八五頁
5. 久道茂「公衆衛生の責任」、東北大学出版会、二〇〇〇年、五五頁

第2章　医療人・患者の品格

医師の地位は高いのか

ノーブレス・オブリージ（noblesse oblige）という言葉があります。フランス語だそうです。辞書を見ると、高い地位に伴う道徳的・精神的義務と書かれています。選ばれし者の義務ともいえます。では、地位が高い者とはどういう人または職業をいうのでしょうか。過去においては、大学を卒業しないとなれない職業、たとえば、教師、医師、歯科医師、薬剤師、裁判官、弁護士などが該当していたと思われます。国会議員や知事・市長などの首長の場合、学歴は関係ありませんが、選挙によって選ばれるという責任の重い職業であり、外出するときには黒塗りの公用車と秘書が付き、時には護衛も付くくらいですから、そちらのほうが高い地位といってもいいのかもしれません。

末は博士か大臣か、といわれた時代は、大学進学率が五％以下の頃の話です。今の大学進学率は、五〇%を楽に越えており、希少価値はありません。また、大学卒という理由で高い地位が約束されてはおりません。以前の大学は今の大学院に相当するでしょうか。しかし、その大学院でさえ最近は学歴ロンダリングや就職待ちのモラトリアムの意味しかないところもあるのです。

医師の資格要件は、医師法に規定されており、受験資格からして制限があります。当然のことながら、医師であるがゆえの道徳的・精神的義務があり、その意味では、「医師の地位は高い」のです。だからといって、医師は尊敬されるべき、とはならないのです。本来、高い地位の人は尊敬されるべきであって、尊敬されるように自分を律することが求められているのです。そこには、自然と沸きいでる品格も期待されるのです。つまり、高貴な心です。そして医師としての目線は、患者の目線でなければなりません。子供と話をするときには子供の目線に合わせるためしゃがんで話をします。そうでなければ子供は心を開いてはくれません。

偏差値エリート医師

最近の医師は、偏差値エリートだという人がいます。たしかに、単に偏差値だけが高いという理由で医学部を受験し、医師国家試験に合格して医師になっても、患者の声に耳を傾けない医師も少なくありません。医師の資格は、自分が努力して偏差値の高い大学医学部に入学し、人よりも長い期間勉強したからこそ獲得したものだと思いがちです。実際にそのように思っている医師もいます。そうでしょうか。少なくとも昭和の時代は、医師にしていただいた、という感覚が強かったような気がします。医師一人を育成するのに国や地方自治体の税金が数千万円もかかっていることを知っていたからです。医師になるための教育にかけた費用を、卒業後回収しようなどという考えはほとんどなかったと思います。むしろ、かけていただいた税金分は何らかの形で返さなければ、と考えていたようです。本当のエリートとは、そのような気質を持ち合わせているものといっていいでしょう。

医師のひとことが……

しかし、医師だって人間です。悪い人もいます。軽蔑される人もいます。でも、そんな人はできるだけ少ない方がいいに決まっています。医学教育の最大の問題点はここです。

新聞の投書欄にはしばしば医師の態度や言葉が我慢ならぬという意見が載ります。先日もある新聞を見ていたら、医師の言動に人間性を疑う、という見出しで、道路で転倒して頭部を強打した患者が救急車で病院へ搬送されたとき、医師から「救急車を呼ぶ必要があったのか」「タ

「王監督の品格に学ばなければ……」というフレーズがありました。一人黙々と練習を重ね、決して妥協せず、自分に厳しく、寡黙で、決して喜怒哀楽を面に出さない選手、アメリカでも孤高なプレーで「サムライ」と呼ばれている彼だからこその発言ではないでしょうか。王監督が世界一のホームラン記録保持者であっても、それを決して驕らず、WBCの二次リーグ戦で不愉快な審判の判定があっても、激昂した態度を見せずに試合後「野球発祥の国だからこそこんなことはあってはならない」と冷静に批判していたこと、また、WBC初代優勝国の栄誉を得た直後、選手たちの偉大さをたたえた後に「……これからが始まりなんだ」と発言したことに「王の品格」を感じて、イチローは、自分自身が感じた自分の未熟さを反省していたのだと思います。私は、あのインタビューのあの発言に彼の品格を感じました。

「大人の品格」を著した西浦みどり氏も、「品格とは、形式や地位ではなく、物事や人間の本質を見極める力によって育つもの」と述べています（参考文献3）。

医の倫理

大学医学部で教えられる倫理学は、いささか高尚に過ぎないかと思うことがあります。すぐにヒポクラテスが出てくるのです。それだと哲学になってしまいます。そして、必ず脳死は人の死か、安楽死は認められるか、などといったテーマや、パターナリズムとかインフォームドコンセントなどの話題が出てきます。結局、講義は面白くはないし、実感が湧いてきません。ヒポクラテスの誓いもナイチンゲールの誓詞にも、神が出てくるのです。

私も子供の頃はボーイスカウトに入っていました。例によって、集まると必ず三つの誓いと八つの掟をいわされたものです。子供の時に暗唱させられて覚えたものはいつまでも記憶にあるらしく、今でもスカウトの三つの誓いが出てくるのは驚きです。ここにも神が出てきます。最近は、一つ、神（仏）と国とに誠をつくし掟を守りますと、一部カッコ書きですが、仏が入っているようです。二つ、いつも他の人々を助けます。三つ、体を強くし、心を健やかに、徳を養います。ここまで暗記できるのです。この調子で子供が成長すれば、医師になっても品格が高貴で、となること請け合いですが、世の中はそうはうまくはいかないのが常です。

国家公務員倫理法のまやかし

一時期、国家公務員の破廉恥な行動が話題となり、公務員を厳しく律するために平成一一年、国家公務員倫理法が作られました。それでも公務員の不祥事が治まらないのはどうしたことでしょうか。そもそも国立大学の教官で国家公務員法、学校教育法や教育公務員特例法（教特法）

をキチンと読んでいる人は少ないのです。たとえば、学校教育法（昭和二二年法律第二六号）の第五八条の6に、「教授は、学生を教授し、その研究を指導し、又は研究に従事する」、7に「助教授は、教授の職務を助ける」、8に「助手は、教授および助教授の職務を助ける」と、明記されています。教授を助けない助教授は職務違反となるのです。医学部では概ね守られているようですが、文系ではまったくバラバラの関係といっていいでしょう。

国家公務員倫理法にしても同様でしょう。具体的な事例で事務官から指摘されて驚くのですが、驚く方が普通です。たとえば、同法の教員関連事項の中で、利害関係者と職員との間で禁じられている行為として、次のようなものがあげられています。つまり、宴会、打ち上げ、飲み会、コンパなどの名目で行われる夜の飲食、クラブ、スナック、居酒屋、カラオケボックスなどで行われる夜の飲食、公式行事としてのパーティー後の二次会などと称して行われる夜の飲食、などといったものです。これらの共通項は「夜の飲食」です。昼の飲食は良いのでしょう。そう言えば、私が医学部長だった頃、先輩の名誉教授に誘われてロータリークラブに入会した後に、クラブの昼の会食には様々な業者（建設、薬品、金融、交通、通信などのあらゆる職種の社長や支社長）が集い、言ってみれば典型的な利害関係者であろうと判断して、当時の文部省に問い合わせてもらったら、意外にも「かまいません」という返事が返ってきました。思うに、昼の会食だったからでしょうか。

こんな些細なことを書いているとき、防衛施設庁の幹部による大型工事請負企業への天下りが三〇年間も続いていたというニュースを耳にして呆れました。地位や権力を有する人たちにもっと大切なもの、良識とか、品格が欠けていたということです。

大学院生は利害関係者か

ところが、国家公務員倫理規定第二条第一項第一条の「許認可などをする事務」に該当するとして、教員は試験・成績評価を行うので、特定の期間においては学生が利害関係者となる、とされているのです。試験期間中のコンパは禁止という判断です。驚きました。医学系大学院では、博士号の審査を年二回行いますが、大抵は、一〇月頃論文を提出し、審査を受けて合格した者にさらに最終試験（院生による研究発表と口頭試問）を行って学位授与の是非を決めています。その最終判定は翌年の三月ですから、約半年間は、院生と指導教官（教授や助教授）は利害関係にあるということで、教室の主宰する「夜の」忘年会やゼミ後のコンパも禁じられているのです。院生と教授は「利害関係」ではなく「師弟関係」だと思うのですが、法律の主旨は性悪説を採用しているようで、「職務遂行の公平さを疑われる会食や旅行は控えるべき」としているのです。行う場合は、庶務部人事課へ申請を出して許可をもらいなさいというわけです。あまりに馬鹿らしくて、申請を出したことはなかったのですが、教官の品位・品格がかくも疑われているためにこのような法律ができてしまったことは悲しい限りです。熱さに懲りて膾を吹く、というわけです。このような環境では、品格、または風格のある師弟関係は生まれないものです。

医療人の品格

医療人というからには、医師だけではありません。病院の受付の事務方や検査室の技師も、また外部委託会社から来ている管理人や駐車場の誘導係など、すべての医療従事者が含まれます。特に患者と最も接するのは看護師ですが、それらの人々が患者・家族に与える好感、言ってみれば好まれる品位を作り出すのに共通する要件は、言葉使い、表情、身だしなみ、そして姿勢と動作だと思います。

好感を与える表情にも、接遇やコミュニケーションの専門家から見ると、それなりの型があるようです。たとえば、**クォータースマイル**（微笑み・三分咲きの笑顔）と**ハーフスマイル**（五分咲きの笑顔）と呼ばれる表情があるそうです。その表情の作り方もあるそうですが、ここでは省略します（参考文献4）。その他、身だしなみの三原則に、清潔であること、機能的であること、控えめであること、とあり、病院や医療人の品格を表すときには当然と思っていますが、化粧が濃すぎたり、香水の匂いがぷんぷんしたり、白衣が汚れていたのでは、その病院の品格が知れることになります。当然、姿勢と動作も大切です。

大学病院などでよく見かける医学生や研修医の型崩れの靴やスリッパ、それをパタンパタンと踏み鳴らしてだらしなく歩く姿や、総回診に随行しているときに後ろの方で腕を組んだり、片足に体重をかけて壁に寄りかかっている姿勢や動作を見ると、教育と常日頃の習慣が大事だなと感じます。

幸いなことに、最近では全国の大学医学部・医科大学で学生の教育に客観的臨床能力試験（OSCE、オスキーと読みます）が導入されていることは喜ばしい傾向です。従来の知識偏重の医学教育が、医療人としての最低限の品位を保つような診察態度、姿勢、言葉使いなどをも実地に試験をする仕組みです。私も含めて、このような教育がまったくなかった時代に卒業した医師と比べたら、必ずや患者や家族の期待に沿えるような品位のある医師が育つに違いありません。期待したいものです。

患者の品格・住民の品格

平成一八年三月二四日に放映された、TBSテレビ系列の「金スペ　みのもんたの激論！医者ズバッ」という番組では医師をこき下ろしての非難を示す数々の事例をネタに番組を構成していました。技術不足、知識不足、手術下手な医師、態度がまったくなっていない医師、患者離れのしない医師、ドクハラをする医師、精神的に成熟していない医師、専門外のことはからきしダメな医師などの数々の例があげられていました。一方、医師から嫌われる患者の例もあげていました。たとえば、決めつけてかかる患者、ブーメラン患者（診察が終わって帰りかけた患者が、また振り向いてあれこれと医師に質問をする患者）、社長や役人などといったものです。どちらにしても聞く耳をあまりもたない医師や患者は嫌われるということでしょう。ちなみに、みのもんた氏は、テレビの中で終始、医師のことを「お医者様」といい、患者のことを「患者さん」と表現していました。

四〇年近く前、私も若く、医師に成り立てのことですから、今はそんな事例はないと思いますが、人口数千人の田舎の町立病院に赴任していた頃の話です。勤務している医師は内科、外科、産婦人科全部で五人、私は消化器内科の一番下っ端の医師でした。往診依頼があって駆けつけてみると、患者は風呂に入っているからもう少し待ってくれというのです。しばらく待っていると、顔を湯でタコのように赤くした患者が、すまなそうな顔もせずにやってきました。その患者は町の有力な金持ちの方でした。若い新米の医師だと思って馬鹿にしていると、立腹した思いがあります。また、ある時には、病院へ行くにはタクシー代がかかるから医者を呼んだほうが安上がりだ、どうせ保険が利くから、と老人医療費が無料だったときの事例もありました。また、流感が大流行し、往診で駆けつけると、一家で三人も寝込んでいたり、医者が来ているというので隣の家からも診てくれと声がかかり、次々とそんな調子で一〇人にもなり、往診かばんのなかの注射薬も底をついて、途中で病院へ取りに走らせたり、などといったことがありました。困ったときには「お医者様」、立場が違うと「医者を呼べ」と、なるのです。医師に成り立ての若い医師が地域医療に貢献しようと意欲に燃えて地方に赴任しても、様々な思いを抱いて意欲を失い、もういやだ、となることが少なくないのです。

医師不足に悩む地方病院のある地域住民の品格はどうでしょうか。品格どころか、エゴ丸出しが見えてきます。市町村合併の過程でそれがモロに出てきます。新病院の建設場所をめぐって地域あるいは地区ごとの争いが始まります。また、すでに不良債務に陥っている病院を抱えているのに、合併直前に必要もない病院改築や新築を駆け込みで要求するなどは、新市（町）への財政負担はなんのその、いわんや地域全体を考えた医師の適正配置のことなどはまったく考えの外に置いたエゴでしかありません。

〔参考文献〕

1. 河北新報、声の交差点、二〇〇六年二月一七日号
2. 読売新聞、気流、二〇〇六年二月二二日号
3. 西浦みどり「大人の品格」、ＰＨＰ研究所、二〇〇五年
4. 川島育子「接遇における三つのポイント、その一、好感度の高い印象」、新医療、二〇〇六年二月号

第3章　ランキング主義が人心を惑わす

ランキング流行りの効果

最近は、ランキング流行りです。古くは、レストラン、旅館やホテルの格付けから始まって、星の数やマル優マークで表現されていますし、日本酒でも一級酒や二級酒などとしてランク付けされていました。最近では、金融機関の格付けが有名です。それはそれで一般庶民には有益な情報で、ささやかな金額であるがゆえに、信用の低い銀行から預金を引き出し、できるだけ格付けから見て信用のおける銀行へ預金変えをするのです。

ある新聞社が毎年発行する大学のランキングがあります。出身大学別教授数、他大学への教授就任数、科学研究費の獲得数と獲得金額、国家試験上級職合格者数、司法試験合格者数、叙勲・受賞の受賞者数など、様々な指標を用いてランキングを試みるのです。

私がT大学医学部長に在職していた六年間の間に、本学卒業生または本学の助教授・講師から他大学の教授に就任した数は年間平均一二名として総計七〇名前後でした。当然、推薦した教官全員がなるわけではないのです。約三割の確率ですから、大リーガーのイチロー選手の打率より低いことになります。それでも数がものを言います。私の医学部長時代には、助手以上の教官が文部省の科学研究費を三年連続三つ以上取得した場合にはボーナスを加算したことがありましたが、それだけで、研究費の申請件数が六割未満だったのが一〇〇%を超えるまでに増加するという効果がありました。外部評価委員による大学評価で常に指摘される論文の質の指標として、インパクト・ファクターのより高い学術雑誌への掲載が強調されてからは、国際的に名の通った雑誌への掲載が増えたことも事実です。ランキングはそれなりに効果があるのです。プライドを刺激するためでしょうか。

インパクト・ファクター

研究者の業績は何で評価するのでしょうか。それは論文の数です、と言われてきました。客観的にはそれしかないからです。それでは、論文の数さえ多ければいいのか、というとそうはいかないのも誰でも知っています。ノーベル賞にも値する一編の論文を書くよりも、誰も見向きもしないような論文を五つ発表した方が、数が多いというだけで後者の研究者の業績が優れているとはとてもいえません。しかし、大学や研究所にいる研究者が二〜三年に一編の論文も書かないとすれば、どんなに自分は息の永い素晴らしい研究をやっているといっても、毎年二〜三編の論文を着実に発表している研究者の方が業績がある、と評価されるのは、これまた自然なことです。

数は業績となるのです。すると、**論文のサラミ化**が起こります。論文数を増やすために、研究の成果をサラミ・ソーセージの薄切りのように、一編で済みそうな論文を数編に分けて書くようになるのです。これを意識しているとすれば、その研究者はいやらしい学者、品位に劣る学者ということになります。論文の価値を何とか質的に評価できないものだろうか、という研究が進んで、**サイテーション・インデックス**とか**インパクト・ファクター**なるものが開発されたのです（参考文献1）。特に、後者のインパクト・ファクターは、研究者の研究発表論文の評価を数値で比較できるという点で、大学教授候補者の選考委員会で用いている大学が少なくないのです。

インパクト・ファクターとは、個々の論文についての評価基準ではなく、その論文の載っている学術雑誌の評価です。ファクター（係数）は、「その雑誌の年間掲載論文数で同期間中（実際には二年間）の全被引用数を割って算出する」ことになっており、別な表現をすれば「雑誌の単位記事当たりの引用比率」ということです。たとえば、一九九四年の日本癌学会の欧文雑誌（Jpn. J. Cancer Res.）のインパクト・ファクターは一・六八で、ニューイングランド・ジャーナル・オブ・メディシン（N. Engl. J. Med.）は二二・六七、英国の国際医学雑誌ランセット（Lancet）は一七・三三でした。インパクト・ファクターが一・〇ということは「その雑誌に発表される論文は少なくとも一回は引用される見込みがある」ということです。したがって、日本癌学会の欧文誌に載った論文は一・六八回は引用されるだろうし、ランセットに載った論文は一七・三三回は引用されるだろう、ということになります。日本癌学会の欧文誌に一〇編論文が載るのと、ランセットに一編載るのはほぼ同等の業績評価になるのです。ましてや、ファクター（係数）も付けられない雑誌（和文の学術雑誌や多くの商業科学雑誌）にいくら論文を出しても評価の対象にさえならないのです。

書くか負けるか症候群

一方、インパクト・ファクターを利用する弊害も見られるようになりました。臨床の研究者が、基礎的な研究発表ばかりしてファクターの点数稼ぎをするようになったのです。一般的には、基礎系雑誌の方が臨床系雑誌よりもインパクト・ファクターが高いからです。臨床の技術や経験の向上はそっちのけにして、インパクト・ファクターの高い雑誌に必死になって書きまくるのです。そうしないと教授選考で負けるからというわけです。そこから「**書くか負けるか症候群**（Publish or perish syndrome）」という言葉が現れるようになったのです。日本語で発表すればこそ価値のある論文なのに、と思っても、無理をして英文にしたりするのです。

業績の客観評価は難しいものです。書いてさえすれば負けないというわけではありません。筆頭著者にばかりなっているのがいいわけでもないのです。その人がどのような立場で著者になっているかが大切です。しかし、まったく書かないというのは、評価の仕様がありません。研究の成果を世に問うということは大学や研究所にいる研究者の義務なのです（参考文献2）。

病院ランキングの良し悪し

最近の十年、病院ランキングが流行っています。様々な機関が、様々な視点からランキングを作っています。私も、自分の著書「病院経営ことはじめ」（医学書院）の中で経営指標から見たランキングを作成しています。全国的に関心がもたれて発刊されているものの中には、朝日新聞社の「手術数でわかるいい病院」、読売新聞社の「病院の実力」、日本経済新聞社の日経メディカル調査「実力病院」、オリコンの「患者が決めた！いい病院」、などがあります。いずれも一長一短ですが、国民の関心は深く、このランキングを意識した病院運営を強めている病院も出てきています。

最近は、日本医療機能評価機構の行う病院機能評価が普及し、全国的にもこの機構の認定を受ける病院が多くなっています。日本における病院のレベルの向上に大きな役割を担っていることは間違いありません。しかし、品格の有無や高低については分かりません。

つい最近、国立大学附属病院長会議が各病院の診療領域別の手術件数や患者の満足度など約四百項目にわたって報告を求め、項目ごとの順位や偏差値を各病院に提供する、つまり通信簿を作って渡すという報道がありました(参考文献3)。国立大学が独立行政法人化されてからは、附属病院の経営指標について同じような「通信簿」がすでにできていますので驚きませんが、当面、一般公開はしないとなっているものの、いずれ情報公開請求でせざるをえなくなるでしょう。これまで医師中心主義だった大病院が患者中心に変わりつつあるのは評価すべき動きだ、と医事評論家は述べています。このような時にいつも思うのは、通信簿をもらって、学部長や病院長が一喜一憂しないことです。評価項目にない大切な役割を忘れないためです。

住民の安全と安心に極めて大きな役割を果たすべき一級建築士の構造計算偽装事件が全国に広がりを見せましたが、まったくとんでもない話です。震度五以下で崩壊するかもしれないといわれた当該マンションの住民は、煮え繰り返る気持ちでしょう。ちなみに、建築士には、建築士法で定められている一級、二級の他に木造建築士の三種があるそうです。

そのような級付けによる階級区別は、医師にはありません。一度、医師国家試験に合格すれば、麻酔科医を除けば、どの診療科でも標榜は可能です。外科手術の経験がなくても外科の標榜はできるのです。もっとも、そういうことをする医師は皆無でしょう。麻酔科医だけが例外となっているのは、他科と比べて極めて専門性が高く、責任の重い独自性のある分野ということを考慮したためです。麻酔科医の場合、厚生労働省が認めた資格名は麻酔科「標榜医」といいます。

一級医師の資格

医師には、一級とか二級という区別はありませんが、それに近い区別は各学会で定めています。指導医、専門医、認定医、登録医などがありますが、名称の不統一や認定方式、基準の不明確さなどがあって色々と議論されているところです。現在、日本専門医認定制機構加盟学会は五二学会ありますが、それ以外にも七一学会、計一二三学会が専門医制度を持っています。認定が甘いものから厳しいものまで様々です（参考文献４）。しかし、法的に決められているのは麻酔科の標榜医だけです。これは技術と経験で認定されますが品格はまったく関係しません。品格に関していえば、医師全体がそうなのです。医師法の定めでは、犯罪者であるとか、麻薬常習者であることが欠格条項であって、人柄や品格に関する定めはありません。

仮に、医師にも一級とか二級の区別があるとすれば、どうなるのだろうと空想するのも面白いものです。仁術を施す真の医師は一級医師とする。そして、一級医師の資格を厳密にして、もし、悪いことをしたときの厳罰も決めておくのです。自分を棚に上げて空想しているので無責任も甚だしいのですが、一級医師の条件は、藤原氏の「真のエリート」の二つの条件にもマッチすると思うのですが、①大局観や総合判断力、②いざとなったら患者、地域住民のために命を捨てるくらいの気概があること、などがあげられるのではないでしょうか。

数年前、中国、ベトナム、台湾などで発生したSARS（重症急性呼吸器症候群）が世界中を騒がせ、わが国でもいつ流行するかと心配し、もし日本で発生した場合を想定して、各地で様々な対策がとられたことがありました。当時、台湾や中国での流行騒動では、この感染症の致命率が極めて高いので、感染した場合の身の危険を恐れて医師や看護師が病院から逃げ出したという報道などもありました。

日本では、SARSはまったく発生しなかったのですが、もし発生した場合には自分の病院へ入院するかもしれないという状況が出てきたためでしょうか、多くの公的病院が、患者の受け入れを拒否したとのことです。身の危険を冒してまで災害にあった人々を助ける仕事をしている災害救助隊やレスキュー隊の方々の献身を見るにつけ、そのような話を聞くと、情けないと同時に悲しくもなりました。最近は、結核患者を診たことのない医学生や若い医師の中には、結核は怖いから診たくないという者もいるそうです。医師の仕事は、そもそも危険で、汚く、キツイ、典型的な三Kです。それとも、そんなことは想定外とでもいうのでしょうか。

しかし、そのキッサにも限度があります。いくら高貴な志を持っていても、肉体的および精神的な限界があります。いざとなったら患者、地域住民のために命を捨てるくらいの気概がある「一級医師」でも、「いざとなったら」ではなく、「毎日続くキッサ」では、どうにもならないでしょう。埼玉県草加市の病院の産婦人科の医師五人が、次々に退職したためにお産ができなくなった事例などについて、虎ノ門病院の小松医師は、こうした現象を「医師の立ち去り形サボタージュ」と呼び、日本の医療は崩壊し始めている、と訴えています（参考文献5）。とはいうものの、医師たちにとっては已むに已まれぬ行動だったのでしょう。

〔参考文献〕
1. 窪田輝蔵「科学を計る」、インターメディカル、一九九六年
2. 久道茂「消化器集団検診」、第三五巻五号「巻頭言」
3. 朝日新聞、国立大病院に通信簿、二〇〇六年四月一六日号
4. 日本医師会学術推進会議、第Ⅲ次学術推進会議報告書「我が国における専門医のあり方」、

二〇〇六年一月

5．産経新聞、医療を問う「崩壊象徴、医師の病院離れ」、二〇〇六年五月一六日号

第4章　病院経営と市場経済主義

医療は儲けるためにするのではない

医療は利益を追求するものではありません。法律で規制されています。病院の運営について、医療法第一条の5には「病院は、傷病者が科学的でかつ適正な診療を受けることができる便宜を与えることを主たる目的として組織され、かつ、運営されるものでなければならない」となっており、パチンコ屋を併設して病院経営の助けにすることなどできないのです。ちなみに「科学的で」という文語が法律の中に入るようになったのは、それほど古いわけではなく平成一二年一二月六日改正の法律一四一号からです。欧米諸国ではだいぶ昔から常識とさえいわれていたＥＢＭ（科学的根拠に基づく医学・医療）が日本へ導入・紹介されて以来（参考文献１）随分と日時が経ったものです。話がややそれましたが、医療法では、第七条において医業が営利を目的として行われることを禁止していますし、第五四条には「医療法人は、剰余金の配当をしてはならない」と明記されています。もちろん株式会社では医業ができませんから、医業で儲けて株主に配当するなどということはできません。良心的な医業株式会社があってもよさそうではないかと考える方もいるようですが、とんでもありません。株式会社は利益が優先です。最近は、規制緩和の大合唱にのって、株式会社による医業経営を認める「特区」を作ろうとしていますが、はたして、人命を救い患者や家族の心の安寧、そして病気にならないように予防を優先する事業を、利益追求と利潤の配当を優先する株式会社式の病院が運営することが、わが国の現行医療制度になじむかどうかは自明のことでしょう。

仮に、悪い医師がいて、医業を通じて「儲けよう」と思えば、法を犯さない範囲で儲けることができると思います。いくら医師個人の良心に任せて、性善説を信じたとしても、やはり、なかには悪いことをする人もいるでしょう。だからこそ、法律や規則で厳しい行動規範を求めているのです。病院の外来を訪れた患者が、金を払わないかもしれないという理由で診療を拒否することはできません。なぜなら、医師法第一九条には、「診療に従事する医師は、診察治療の求めがあった場合には、正当な事由がなければ、これを拒んではならない」とあるからです。保険に入っていないかもしれない意識不明の患者を、診療費が取れないかもしれないと考えて、診療を拒否し診療内容を手加減することは絶対にありません。これは、医師法に書かれてあるからとか、医師の良心とか品格というものではなく、**「医師の習性」**として身についていているものです。ただ、そのような医師や病院の習性を悪用する一部の患者もいます。いわゆる診療費未払いの常習患者です。常習患者だと分かっていても、病気になって来院した患者を拒否することはできません。特に公的病院はできないのです。そのため病院の年度決算では必ずといっていいほど未収金が発生するのです。

未収金を回収するために、アメリカのように回収会社に依頼して厳しく取り立てる病院もありますが、日本ではそういうことはあまり厳しくやりませんでした。なぜなら、日本の場合の未収金の原因は、ほとんどが本当に経済的に困窮している方々が占めているからです。しかし、最近では、病院の赤字が、特に公立病院では厳しく見つめられています。開設者（市町村長など）から、議会から、そして住民からです。そして、従来のように、取り立てるべき医療費を厳しく回収しようとしない院長や病院の管理者は怠慢であるという言い方に変わってきました。その結果、裁判所に訴える法的手段をとるところが出てきたのです。自治体病院の赤字は、決して未収金が多いためではなく、むしろ人件費や材料費の増嵩《ぞうこう》などが、その主な理由です。

原価計算による病院経営

さらに、近年の「改革」路線のために、構造改革、財政改革、行政改革などなど、急激な改革が医療界にも押し寄せ、効率化を求める声に、現場の医療人たちが四苦八苦しています。病院では、診療科ごとの原価計算をするようになり、その結果、どの診療科が儲けて、どの診療科が赤字続きで、病院のお荷物になっているかということをはっきりとさせるような雰囲気になっているのです。どんなに忙しく働いても黒字にはならない診療科があるものです。たとえば、小児科、産科婦人科、結核・感染症科、救命救急科などです。病院の赤字の原因が自分たちの診療科といわれては、担当する医師は肩身が狭くなり、辞めていくでしょう。少子化と相まってそれらの診療科を選択する医師も少なくなります。悪循環が始まるのです。だから、自治体病院開設者も議会も住民も、どうか病院が赤字だといってすぐ医師たちを苛めないでほしいものです。赤字の中身をよく調べてからにして欲しいのです。その地域でできるだけ良い医療をしようと思っている良心的な医師たちのプライドを傷つけてはいけないのです。では、赤字でもいいのか、となりますが、赤字はダメです。しかし、その前に赤字とは何か、その定義をしっかりと理解しておく必要があります。

医療機関にとっての赤字とは

赤字の定義は様々です。使う人の都合で時々変わります。これでは経営や財政の状況を正しく理解することはできませんし、他の類似病院との経営比較も適切にはできなくなります。赤字とは、一般的に収入よりも支出が多い場合を意味し、その差額を赤字額といいます。欠損ともいいます。家計簿を想像すればすぐに理解できるでしょう。

本来、医療は、医業収益（入院・外来などの診療報酬による収入や個室などの特別使用料金収入）で医業費用（人件費、材料費、管理費用など）をまかなえれば理想的です。民間の病院には公的資金の助成はないので、色々と工夫をして何とか黒字にしているのが現状でしょう。収益を上げるために、必要でもない検査をするとか、余分な薬を投与する事はしないし、わざわざ入院を長引かせることもしないのです。しようと思っても、それを審査・監視する機構がありますし、入院を長引かせれば一日当たりの入院料が安くなって病院にとって収入減になる仕組みにもなっているのです。

しかし、医療の中には初めから収益を度外視した事業もあるのです。たとえば、小児の成育支援事業、医療従事者の研修事業、女性医師や看護師の確保のための院内保育所の開設、医療のレベルアップのための臨床研究事業など、これらは患者や保険者に診療報酬請求できるものではありませんので収入はゼロです。また、診療報酬請求ができるけれどもその収入だけでは経営上やっていけないものもあります。不採算医療です。結核・感染症医療、へき地医療、救急救命医療、災害医療、高度専門医療（がん・難病など）、精神科医療（救急や触法患者対応）

などはそれらの典型で、いわゆる政策医療ともいわれるものです。しかし、住民にとっては大事な医療です。これらの医療は民間の医療機関は、一部の例外を除きほとんど行いません。なぜなら、いくら努力しても赤字になることが自明ですし、そのために自分の病院が破綻しては、何のための医療かということになるからです。

地方公営企業法に基づく繰り出し負担金は赤字補填なのか

一方、健康保険料は、全国隈なく一律に徴収されます。それなのに、医療を受けたいときに受けられるのは東京などの大都市住民だけでは極めて不公平です。ですから、住民の安全安心の地方行政を担う都道府県市町村は独自に病院事業を行っているのです。たとえ赤字が初めから分かっていてもやらねばならない事業です。何しろ費用に比べて収入が極めて少ないのですから、病院経営を任せられた院長や職員たちは、やり切れないでしょう。そのため、昭和二七年に**地方公営企業法**という法律ができたのです。この法律は、病院に限らず水道事業とか交通事業、ガス事業、下水道事業も対象になっていますが、この法律の第一七条の二に、「一、その性質上当該地方公営企業の経営に伴う収入をもって充てることが適当でない経費、二、公営企業の性質上能率的な経営を行ってもなおその経営に伴う収入のみをもって充てることが客観的に困難であると認められる経費（不採算医療や政策医療など）には一般会計（われわれの納めている税金）において負担金の支出その他の方法により負担するものとする」と明記されています。言ってみれば、**義務的負担金**といわれているものです。その代わり、国のほうでも一定の基準で算出された相当額を交付税として地方自治体に交付するのです。地方独自の理由で国からの交付税措置がなくても、単独で負担金を繰り出している自治体も多いのです。この金額は、病院事業にとっては収入になりますが、医業による診療報酬収入ではないので、財務諸表の一つである損益計算書上は「医業外収益」といわれる項目に入ります。

これらの「一般会計からの繰り出し負担金」を、税金を使ってまで赤字補填しているという方がいますが、それは間違いです。税金を繰り出してまでやらねばならない必要な政策医療ですので、この税金の「繰り出し金」を病院は大威張りで「繰り入れ」してもらっていいのです。院長も病院の職員も、また、住民も、このことを知っておく必要があります。そうでないと、首長（知事、市町村長）や議員から、またマスコミや住民から、赤字ばかり出して怪しからんといわれ、挙句の果てには病院経営に自信をなくし、不採算だけど質のいい医療をやっているのに、なぜこれほどまでに虐められなければならないのか、と病院長を始め病院職員は萎縮し愚痴をこぼすのです。自分たちの仕事に自信をなくして、自分らを卑下すれば、その医療は品格がなくなります。

なぜ「赤字」の意味をこれほどまでに話すのか

もちろん、必要な「一般会計からの負担金」を繰り入れしても、さらに病院事業収支に欠損を生ずれば、これぞ本当の「赤字」ですから院長をはじめ職員は頭を掻かねばなりません。反省が必要です。

本当の赤字が続けば、当然のことですが、病院の「内部留保資金（運転資金）」も底をつき、今度こそ本当に税金からの補填を仰ぐことになり、補填をすべき自治体の財政が苦しくなれば、市中銀行などからの長期借入、それが尽きれば短期借入、いわゆる自転車操業となって、不良債務となり、不良債務の額がその年の医業収入の一〇%を超えると、起債（国に対する借金）さえもできなくなって破綻、身売りとなるのです。品格も品位もあったものではありません。健全な病院経営が医療の質・品格と密接に関係しているといわれる所以です。

黒字にすると何かいいことがあるのか

私がある公的病院で職員への講演をしていた時のことです。一人の医師が「黒字にして何かいいことがあるのでしょうか?」という質問をしたのです。病院経営の話をしていたときですから、私としてはびっくりしました。顎が外れんばかりでした。いくら管理者や院長が病院経営に熱心になろうとも、このような質問をする医師がいる間は、その病院は経営の質はもちろんのこと、医療の質も上がるとは思われません。質が上がらなければ品格も保てません。その医師を含め会場にいた職員に、経営の質と医療の質は密接に関係している「車の両輪」だということを丁寧に説明しました。その医師と同じように思っている他の医師や職員がいたような気がしたからです。品格を維持し、また向上させるにはやはり全職員の適切かつ継続的な研修（経営のことだけでなく、医療の安全、接遇、社会常識、コミュニケーションスキルなど）が必要だな、と強く感じたものでした。

管理者の仕事は、その病院のミッション（基本方針・役割・理念）を明確に示すことと、自前の声・顔を用いた職員との会話が必須と思い、私はそれを実行しています。余談ながら病院経営が黒字になって「いいこと」の一つに、自治体立優良病院総務大臣表彰を受ける条件が六年連続の黒字決算というのがあります。もっとも、表彰を受けたいがために黒字にするわけではなく、黒字にすることによって、財政担当者との予算獲得交渉が格段に楽になるということです。その結果、病院が必要とする最新医療機器の設備を導入することも可能ですし、職員の厚生施設整備も人員を増やすなど職場環境を向上しやすくなることは明らかです。医療の質が上がることになります。経営と質は「車の両輪」だという意味はそういうことなのです。

赤字はどこまでならいいのか

一方、ある病院の経営改善のために総務省から派遣された経営アドバイザーの参加する会議の議事録を見て驚いたこともあります。経営不振に陥っている病院の院長が「赤字はどこまでならいいのですか」という質問をして、それに対するアドバイザーの答えが、さもあきれ果てた、という風に「赤字はダメなのです。ダメなものはダメなのです」と返答していたのを見て、「国家の品格」に出てくる「殺人はなぜ悪いのか」に対する答え「ダメなものはダメなのです」を思い出しました。もちろん「赤字の定義」の捕らえ方に両者で差があったのかもしれないのですが、それにしても経営健全化の会議でそのような発言をする院長がいたということに、驚きもしましたし、このようなケースはまだまだあるのだろうなあと感じました。

金儲けにも品格があるか

最近こそ少なくなりましたが、一時期、地方の長者番付で必ず顔を出していたのが開業医でした。医者は儲かるものだね、という世間の評価は、新聞記事を見るまでもなく、なんとなく分かるような気もしたものです。高級車に乗り、ヨットや別荘を持ち、ビジネスクラスで外国旅行を頻繁にし、豪奢な邸宅に住みなどなど、医師といってもほんの一部の人々なのに、番付に出てくる職業の中ではどうしても目立っていたのではないかと思うのです。そんな収入はいくら頑張っても不可能な勤務医にしてみれば、いささか妬みもあるのでしょうか、高額納税者に名を連ねている人が必ずしも尊敬されているわけではないよ、とも言いたくなるのです。世界で最も厳格な統制経済方式で行われている医療で、どうしてあんなに稼げるのだろうかと不思議に思うのも当然です。

そもそも医療は利益（剰余金）を出すことを目的にしていません。近年、政府の財政諮問会議などでも話題に出ている株式会社の医療への進出は、極めて問題の多い話ではないでしょうか。利潤を目的とする株式会社は、株主への利益還元を最優先に考えるでしょうし、不採算医療を抱える政策医療の担い手であった公的病院を、官から民へという掛け声とともに、市場経済主義（経済万能主義）に委ねていったならばいったいどういうことになるのでしょうか。過疎地の住民の医療は破壊し、救命救急も縮小され、標欠病院となった病院の医療の質も落ちるに任せ、株式会社の運営する医療機関はリスクの少ない、利益の上がる診療だけに走ることが目に見えています。国民の誰もが医療を公平に受けられるという目的が達成できなくなるのではないかと心配です。

最近の報道（参考文献2）の中に、ある証券グループが、医療特化型の不動産投資ファンドを作り、自らも出資し、機関投資家からの出資も加えて運用し、ファンドの投資家が受ける配当金は、病院が支払う施設の賃借料が原資になるという記事を目にしました。医療法には「剰余金は配当してはならない」となっているいる医療が、剰余金という形を取らないというだけで賃借料に上乗せればいいだけのことか、と、経済に素人の私にして見れば白けるばかりです。そういえば、今ではどこでもやっているＰＦＩ（Private Finance Iniciative／民間資金による社会資本整備）も、これと似たことなのかと、今頃になって気が付く有様です。いったい、医療人による医療の品格はどこへ行くのでしょうか。

市場経済主義の問題点

あるとき、平成一七年一二月二四日の「閣議決定」をインターネットで見て瞠目しました。小泉総理が推し進める行財政改革、小さな政府、官から民への諸施策の具体的な項目が三〇頁以上にわたって書き連ねられていたのです。閣議決定を公表している以上これらを実現しようとしていることは間違いありません。最も私の関心を呼んだのは、現在国立の機関として位置づけられてきた六つの医療関連ナショナルセンター（国立がんセンター、国立循環器病センター、国立成育医療センター、国立精神・神経センター、国立国際医療センター、国立身体障害者リハビリテーションセンター）を平成二二年度に非公務員型の独立行政法人へ転換するというものでした。また、現在公務員型の独立行政法人機構を非公務員型への転換を図るというくだりでした。さらに、別な頁には、いかにも判りづらく僅か数行で、地方の公営企業や公立大学の地方独立行政法人化にも触れているのです。誰しもがこれぞ国立直営ですべきだと考えている機能を有するナショナルセンターでさえ例外でないということがはっきりと分かったのです。当然、その後に来るものは、全国に約千箇所もある自治体病院の運営形態の変更への検討が始まるということだと感じました。

さらに私が注目したのは、ある頁の項目に「公営企業金融公庫の廃止」という文語が書かれていたことでした。自治体病院のよりどころとなる地方公営企業法、その心は、不採算医療でありながら、また政策的にどうしても必要な医業であるための赤字を覚悟で行っているのは、「起債」によって多くの便宜を図ってもらっているからです。起債はあくまでも借金ですが、後で交付税措置されるという極めて有利な借金であることは皆さんのよく承知のことです。その起債の受け手には大きく分けて、政府機関、公営企業金融公庫、市中銀行などの金融市場、の三つがあります。「閣議決定」はこの公営企業金融公庫を廃止し、資本市場などを活用した仕組みに移行させようとするものです。政府の考え方は、自治体が病院建設のための資金が必要ならば、市場の評価を得て自らの責任で資金を調達しなさい、ということであり、このことは、公庫がこれまで供給していた地方公共団体に対する超長期資金（最長二八年、平均二五年）が不可能になることを意味します。なぜなら、市場から調達できる資金は大半が十年償還であり、地方自治体の安定的な財政運営や公営企業経営に支障を来たす危険性があります。つまり、医療を受ける公平性の格差が、都市部と地方との間で、ますます広がる心配があるのです。私は、これこそ重要なことではないかと考えました。将来の自治体病院の運営にまた一つ不透明な要素が加わったといってもいいでしょう。

小さな政府論でよく目にするのは、「官」は非効率で悪、「民」は効率的で善という考えです。このように短絡的に考えることには危険性があります。公的役割を誰が担うのか、について真剣に考える必要があるのではないでしょうか。新聞紙上ですが、元東大総長の佐々木毅氏も「民」性善説は間違いだ、と述べています（参考文献3）。同じ紙面で、評論家の山崎正和氏も、「市場原理は万能でないこと、市場化が進むことで問題が出てくる分野は多い。たとえば、学術・文化といった分野を市場原理で運営した場合、すぐに役立つものが優先される」と指摘しています。これは、以前、わが国における近年の科学技術研究、あるいはその研究費のあり方に対して、東京大学名誉教授の村上陽一郎氏が述べていたことですが、今は役に立たないかもしれないが、将来貴重な知見となりうるかもしれない、いわゆる知的好奇心（Something-newism）に基づく研究（プロトタイプの研究）が押しやられ、すぐに役立ちそうな大型の研究（ネオタイプの研究）にばかり関心の眼と資金が投入されるという弊害を予想させるものといってていいでしょう。

今、医療の現場では、少しずつではありますが、市場経済主義に移行している診療科があります。いわゆる「民間医局」と称する仕組みが、その一例です。市場経済主義によって、需要と供給のバランスが図られ、供給者側の満足度が上がり、供給数が増加すれば、需要も満たされ、一種の需要供給関係が地域的にも適切公平に維持されれば、誰も異論はないところかもしれません。しかし、わが国の医療体系は、国民医療費の総額から、個々の医療費にいたるまで国がコントロールしている市場統制経済社会の最も厳しく行われている領域です。公的保険を適用する医療料金（診療報酬点数）は、各々の医療行為のコスト見合いで決めることができない仕組みになっています。多くの公営企業、たとえば、水道料金にしろ、交通料金にしろ、全国一律同じ料金ということはありえません。水道料は各県で違いがあります。医療の中に市場経済主義が導入されると、余程うまい仕組みを考えないかぎり、国民は一定の決められた保険料を納めているのに、権利として受けることが認められている医療を受けられないことになるのではないかと心配です。実際、現状はそのようになりつつあります。小児科医のいない町では、誰が子供の病気を診てくれるのでしょうか。お産が、自分の町でできない現状があるのです。住宅団地ごとにレディスクリニックが開業している環境に住んでいる都会の住民は、地方の妊婦さんたちの不安や苦しみを深刻には感じていないものです。市場経済主義の中では、人口の多い都会では、小さなクリニックを開業する程度でも、医業経営が成り立つからなのでしょう。

そもそも、医師になるということが、市場経済主義になじむものかどうかです。需要と供給の原理だけでは、成り立つものではないような気がします。医師になろうと眼を輝かせ医学部に入学した頃や、医師国家試験に合格した頃の若き医師の持っていた矜持や品格を、市場経済あるいは市場経済万能主義は失わせようとしています。

［参考文献］

1．久道茂他「臨床のための疫学（翻訳本）」、医学書院、一九九一年

2．日本経済新聞、二〇〇六年四月一八日号

3．佐々木毅、再点検小さな政府論、読売新聞、二〇〇六年三月一四日号

第5章　患者中心主義の行く末

パターナリズムとシェアド・デシジョン

昔は、患者は医師の言うとおりに従ったものです。心から信じきって従った場合もあるでしょうが、多くの場合は、医師の言うことを信じざるを得ないか、患者から意見を言うなどとんでもない、という雰囲気があったからだと思います。これを一般に医師と患者の**パターナリズム関係**（paternalism）といい、良い意味では**父親的温情主義**といわれてきました。悪い意味のときは、**家父長的態度**または**父権主義**とも訳されます。現在の医療では、そんなことは通用しません。患者に対する明確な説明責任が問われるのです。

患者に病状を詳しく説明し、主治医と相談しながら治療方針を決定し同意する方法は**シェアド・デシジョン**（shared decision）と呼ばれています。医師の強圧的な方針に、質問もできずに悶々としながら従うことはなくなるはずです。

国家の品格の中で、藤原氏は、たとえば、殺人はなぜ悪いのか?という質問に対して、理屈ではない「ダメなものはダメ」なのだと言い切っています。当たり前です。ダメなものはダメなのです。理屈などはどうでもいいのです。理由は?ダメなものはダメだからです。さて、患者に対する医師の場合、そうはいきません。人間の価値観は人それぞれですから、喉頭がんに罹った人が、外科的手術か放射線治療かの選択を迫られたとき、声が出なくても長く生きたいと考えて声帯を摘出する手術を選択する人もいる反面、声帯をできるだけ温存し、声を出せるならば二年や三年の命が短くなってもいいと考えて放射線治療の方を選ぶ人もいるということが起こります。放射線治療の生存率が悪いといっているのではありません。たとえば、の話です。ですから、治療効果によっては、逆の考えになる場合もあると思います。絶対的価値観というものはないのです。そのため医師も患者も悩むのです。

情報の非対称性

経済学では「情報の非対称性」という言葉があるそうです（参考文献1）。これを医師と患者の関係に当てはめれば、この両者には決定的な非対称性があります。患者も最近は多くの医学知識を得ています。インターネットからの情報、マスメディアや自分で得た情報、また患者の仲間からの情報など、場合によっては専門の医師以上の情報を持っていることがあります。しかし、医師と患者の持っている情報には決定的に違うところがあります。つまり、患者は自分の病気に対して有効な情報か、また、最良の判断をするに適した情報かどうかの判断ができないことが多いのです。この差はやむを得ないことです。これを医学・医療における**情報の非対称性**といっていいと思います。

しかも、医療ほど**「不確実性」**の多い世界はありません。ほとんどが不確実性のもとで判断され実行されているのです。たとえば、どんな立派な最新の装置を使っても診断が一〇〇％当たることはありません。病理診断でさえ、微妙な早期がんの場合は病理医によっては、一〇〇％一致することはないのです。だからこそ、科学的な根拠や方法に基づいた意思決定の方法論、すなわち「医学判断学」が必要なのです（参考文献2）。そのうえで、医師は、考えられる様々な選択肢の中から、「自分ならこの方が良い」とか、「もし自分の家族だったらこちらの方が良い」とか、患者や家族の判断に参考になるようなアドバイスをするのです。何もかも自分の言うとおりにしなさいという自信たっぷりの医師もいれば、責任を取りたくないために選択は患者に任せるという自信のない医師もいるでしょう。このような時に、重要となるものは、やはり担当医師の誠実さ、優しさ、そして品格です。相談された医師にはそれだけの責任があろうというものです。

信じる者は幸いなり

一番良い方法、いや一番説得力のある例え話は、前述したように「もし、私の家族だったらこのように勧めます」という言葉でしょう。これほど説得力のある表現はないのですが、実際の場面ではそう簡単ではありません。あらゆることを説明しないといけない決まりになっているのです。本当は、そこまで話をしなくてもいいのにと思っていても「本当のこと（かなりの危険性をも）」を話してしまいます。話さなかったために後で訴えられることを恐れてのことですが、結構、そういう事態が少なくないのです。その結果、医師も忙しい時間を数時間も割いて患者と家族に納得のいく説明をすることになるのですが、実態は時間をかけても患者と家族の理解は半分程度といっていいでしょう。

学会などが主催する医学・医療に関する市民公開講演会やフォーラムでは、参加者に質問用紙を配布して講師との質疑応答の時間をとると、自分の病状に関する極めて個人的な質問が多数よせられます。公開の場で答えるには窮することもしばしばです。このようなことを考えると、多くの患者が主治医との会話がいかに少ないと感じていることに気づかされます。医師側が壁を作っているからでしょうか。

患者の権利

最近ほど患者の権利が声高に叫ばれているときはないのではないでしょうか。古くはヒポクラテスの誓いから始まって、ナイチンゲールの誓い、ジュネーブ宣言、医の倫理（一九五一年、日本医師会）、国際看護倫理綱領（一九七三年、国際看護協会）、患者の権利章典（一九七三年、アメリカ病院協会）、患者の権利に関するＷＭＡリスボン宣言（一九八一年〔一九九五年修正〕世界医師会総会）、ニュールンベルグ綱領、ヘルシンキ宣言（一九六四年、二〇〇〇年英国の第五二回ＷＭＡ総会で修正）など、あらゆる面から患者の権利が保障されているのです。それに引き換え医療担当者にはいかにも冷たいのは、それまでのパターナリズムの反動でしょうか。以下にそれらの内容を簡単に紹介してみたいと思います。

まず、**ヒポクラテス（Hippocrates・前四六〇〜三七五年頃）の誓い**から始めましょう。最初に神々への誓いが出てきます。次に師弟関係の約束事、それから患者のことが出てきます。「結石患者に対しては、決して切開手術は行わず、それを専門の業とする人に任せます」となっている部分は不思議です。ともあれ、基本は、医師が何よりも先に患者に対して責務を負っていることの宣言です。日本で「ヒポクラテスの誓詞」を誓わせている医学部があるかどうか分かりませんが、私の卒業した東北大学医学部では誓った記憶はありません。

ナイチンゲールの誓いは、一八九四年にアメリカのファランド看護学校の看護委員会が「ヒポクラテスの誓い」を基に作成したといわれ、四か条からなっています。決してナイチンゲール(Nightingale Florence・一八二〇〜一九一〇年)が作ったものではないのです。ここでも最初に「神に誓わん」となっています。不思議なことにその四条には患者という単語は出てきません。「取り扱える人々」とか「わが手に託された人々」という表現です。うれしいことに、四条には、「われは心より医師を助け、……」という誓詞がありました。

ジュネーブ宣言は、一九四七年世界医師会総会で宣言されたものです。ここには患者という文字が三箇所出てきています。神の名は出てきません。

一九五一年(昭和二六年)、日本医師会が作成した**「医師の倫理」**は、総則、第一、医師の義務、第一章 患者に対する義務、第二章 社会に対する義務、第三章 医師会に対する義務、第二、医師の心得、第一章 医師としての心構え、第二章 医師相互間の義務、第三章 医師の報酬という構成で、それぞれの章にいくつかの節が加わって作られています。医師会に対する義務の第一節に「医師は医師会に入会すべきである」とあり、当時のことを考えれば納得できないこともないのですが、今では通用しないでしょう。

ちなみに、「医学・医療」の品格に関係する箇所を紹介すると、第二、医師の心得、第一章 医師としての心構え、の第一節「医師は、人格と信頼を第一義とすること」、第二節「医師は、常に品性の陶冶に努めること」、第三節「医師は、先輩を敬慕し、かつ同僚、後輩と親善を保つよう心がけること」、第四節「研究に従事する医師の態度は常に謙虚足るべきこと」、第五節「医師は、常に容姿端麗を旨とし、診療の場所等は特に清潔にすべきこと」、第六節「医師は、医業を助けるものに対して、感謝の念を忘れてはならない」となっています。

一九七三年、アメリカ病院協会が発表した**「患者の権利章典」**は、一二項目にわたりすべて、「患者は、……を受ける（知る、配慮を求める、期待する、拒否する）権利を有している」と記載されています。権利だらけなのです。

一九八一年（一九九五年修正）の世界医師会総会での**「患者の権利に関するＷＭＡリスボン宣言」**では、一、良質の医療を受ける権利、二、選択の自由の権利、三、自己決定の権利、四、意識のない患者、五、法的無能力の患者、六、患者の意思に反する処置、七、情報を得る権利、八、機密保持を得る権利、九、健康教育を受ける権利、十、尊厳を得る権利、十一、宗教的支援を受ける権利、が明確に記述されているのです。

医学的研究に関する取り決めは、一九四七年のニュールンベルグ綱領に始まり、一九六四年ヘルシンキの第一八回ＷＭＡ総会で採択（二〇〇〇年英国のエジンバラの第五二回総会で修正）された**「ヒトを対象とする医学研究の倫理的原則（ヘルシンキ宣言）」**に詳しく記述されています。Ａ、序言が九項目、Ｂ、すべての医学研究のための基本原則が一三項目とかなり詳しく記述されており、現在、日本はもとより世界的にこのヘルシンキ宣言が用いられています。

二〇〇五年一〇月一九日、ユネスコ（国際連合教育科学文化機関）の第三三回総会で**「生命倫理と人権に関する世界宣言」**が採択されました。この最も新しい世界宣言の特徴は、これまでになかったものですが、文化の多様性と多元主義を尊重すること、未来世代の保護、公衆衛生と医療における社会的責任などを明示し、単に医学の倫理に留めるのではなく、生命倫理を政治と社会において考慮されることが期待されていることです（参考文献3）。

これほどまでに患者の権利を保障しているのにもかかわらず、世界では、そして日本でも、時々患者の権利を侵すような医学的研究や治療が行われるのはどうしたわけでしょうか。医学研究者、医療に従事する人間の品格が関わっているように思えるのです。

ポピュリズムやがて悲しき「患者様」

ポピュリズム（populism）とは、そもそも民衆の利益の増進を目標とする政治思想で、既存の体制を批判し、知性に重きを置く立場を否定する考え方といわれています。今日では、それが転じて**「大衆迎合主義」**と訳され、あまりいい意味では使われていないようです。それらの解説文の中の、「民衆」を「患者」と入れ替えると、なにやら最近強調され、行き過ぎた患者中心主義のネガティブな面が浮かび上がってくるようです。いわく、「ポピュリズムは功罪を持ち合わせている概念であり、「患者」が素朴な正義感や健全な判断力を発揮するならば、健全な民主政治（これを「いい医療」と置き換える）を動かしていく可能性があるのです。一方、民衆（患者）の実感が偏見や因習にとらわれたものであれば、自由や民主主義（いい医療）を破壊する方向に向かっていく危険性もあります。この場合、ポピュリズムはデマゴーグ（「自分の医療・考え方こそが最善だと宣伝する煽動的医師」）に置き換えてみるとよく分かるのではないでしょうか（著者注：デマゴーグ〈demagogue〉とは、古代ギリシャの煽動的民衆指導者のこと。アテナイでは、煽動的指導者が続き衆愚政治へと堕落したことから、デマゴーグは煽動政治家のような悪い意味に使われるようになったという。フリー百科事典「ウィキペディア」より）。日本にも、自分のやり方こそが最善だと喧伝する医師は、私の記憶にあるだけでも数名はいるようです。がんや難病の予防・治療では特に多く見られます。

たとえば、混合診療の悪い面が普及し、ＥＢＭのない医療が行われる危険があります。インターネットの普及している現在では、特に世界中から怪しげな情報がたくさん入ってきます。しかし、怪しげだったと思われる中に、後でエビデンス（科学的な証拠）が証明されるものも出てくることがあるので、そこの判断が難しいのです。エビデンスは、「有効だ」と証明するよりも「有効でない」と証明する方がはるかに難しいのです。お金もかかります。したがって、様々な治療法（代替医療も含めて）の有効性は、それなりの方法で証明しなければなりません。その多くは、研究対象を論理的に絞ってＲＣＴ（Randomized Controlled Trial／無作為化比較対照試験、詳細は後述）を用いて、できれば多施設共同研究で行うべきで、その費用は公的に用意するべきでしょう。そうしないと、いつまでも怪しげな医療が蔓延ることになると思います。

医療は、患者の希望や願いを優先して考えるべきですが、希望だけを優先するものでもないのです。禁煙を守らない肺がん患者には、禁煙を一ヶ月続けなければ手術に応じないという病院の方針も一理があるのです。喫煙患者の場合、肺切除術の術後合併症が多いということから毅然とした医師の指導も必要なのです。また、単に新聞やマスコミで喧伝されている怪しげな民間療法を希望する患者に対しても、医師はきちんと指導すべきと思います。しかし、そうすると患者に嫌われます。やむを得ず「患者様」に迎合する医師も出てきます。そのほうが病院や診療所にとっては収入増になるし、嫌われないですむからです。自信のない医師ほど患者に迎合しがちです。しかし、それは医師の専門技術者としての誇りと品格を捨てるものではないでしょうか。迎合と思いやりは、まったく違う性質のものです。

お患者様

患者様という病院が増えているようです。この「様」は個人的には好きな言葉でありません。それは「様」という呼び方に、患者は顧客であるという意識が強すぎて、顧客に媚び諂い、自分たちを卑下し、医療を提供する技術や接遇の自信のなさを隠そうとするかのような雰囲気が感じられるからです。そのうちに、患者様に「お」がついて「お患者様」になるのではないかと心配しています。そんな心配をしていたら、変な夢を見てしまいました。

【夢の場面】

ある病院の会議室でのやり取り。患者様満足度調査委員会と外部評価委員会の合同会議でした。

Ａ委員：「最近はどこの病院でも、私たちを患者様というけれどとても感じがいいですわね」

Ｂ委員：「でも、やたらに様を付けるのもどうかしらね。様にならない感じですよ」

Ｃ委員：「病院はサービス業なのだからお客様と同じでしょ？　むしろ、〈お〉を付けてお患者様というべきではないかしら」

（－それに賛成だという顔をして－）

A委員：「そうですよ。医師にだけ、〈お〉と〈様〉を付けて〈お医者様〉というのは不公平じゃないかしら？」

D委員：「もっともですわね。病院は患者中心で運営されなければ意味がないですね」

E委員：「そうそう、患者の意見は絶対ですからね。何もお医者様に遠慮はいらないのではないかしら」

B委員：「〈お〉まで付けるのはどうですかね。そんなら、看護師さんにも〈お〉を付けてやらねば不公平ではないでしょうか」

C委員：「では、〈お看護師様〉と呼ぶのですか？　すると薬剤師にも同じにしないと公平じゃないですよね」

A委員：「〈お薬剤師様〉では長すぎますよ。〈お技師様〉も呼び辛いし、誰のことか分かりませんね。だから、患者だけでいいじゃありません？」

F委員：「〈お〉を付ければいいというものじゃないですよ。むしろ、小馬鹿にしているみたいに聞こえるじゃありませんか。どこかの雑誌に誰かさんがこんなことを書いていましたよ。〈……（中略）……《お熱》というが、《お体重》とはいわない。《お小水》というが、《お糞》とはいわない。ハルン、コートを調べてくださいといったら、看護師が怪訝そうな顔をして患者に「春のコートを持ってきてください」といっていた。

……〉（著者注：ハルンとはドイツ語で尿のことで、コートは同じく糞便のこと）（参考文献４）

（－それでも会議では多数決で決まったのか、翌週の病院のアナウンスは……）

アナウンス：「♪～お患者様Ａ四番のお方、外来窓口五番へおいでください～♪」

待合室のお患者様たちが、怪訝そうな顔をしているところで、目が覚めたのでした。

翌日、病院の待合室においてあった図書の一冊を見ていたら、第四章「お医者さん」の〝お〟は軽蔑と憎しみ、というタイトルが載っていました（参考文献５）。「患者様」という呼び名に不快感を持つ方は少なくありません。それは、「様」という丁寧な呼び方に見合った扱いを患者が受けているかどうか、という疑問があるからだ、という意見です。患者本位の医療の実現という本質的な問題が、表面的に敬称をつけることでごまかされているように思える、というのです（参考文献６）。まったくその通りだと思います。私の場合、文章に書くときは「患者」と書きますし、呼ぶときは「患者さん」です。

サードオピニオン

セカンドオピニオンが普及しています。以前は、これに似たものとして「対診」というものがありました。耐震ではありません。二人の医師が同じ患者を診て意見を交換し最も適当だと思われる診断名や治療法を決定するやり方です。今は、そのような方法はあまり見かけません。しかし、一般的な病気ならいざ知らず、がんのように診断の過ちが命に関わるような疾病を疑われたときには、患者も家族も心配は募ります。「診断は間違っていないか？」「本当に早期がんなのだろうか？」「治療法だって、はたして手術が最善な方法なのだろうか？」「いったい、後どれほど生きられるのかしら？」などと悩みや心配は尽きません。

最近は、セカンドオピニオン外来を開設する病院が増えてきているようです。多くは、経験のある医師や看護師が最初に窓口になり、さらに詳しい専門医の日程を調整して予約方式で行っているようです。料金は、保険診療ではないので、病院によって様々ですが、平均して一時間一万円前後がほとんどです。主治医といえども、心から信頼できるわけではないので、第三者の意見を聞きたくなるのは当然です。特に自分の命に関わることです。しかし、セカンドオピニオンの意見が、最初に診てくれた主治医の意見と異なる場合は、いったいどちらを信用するのでしょうか。すると、サードオピニオンが必要になります。

その時には、二対一の多数決で判断するのでしょうか。まさか、料金の高いほうを信用するなどということはありますまい。結局、一番良いのは信頼する人の意見です。病気になったときだけ、「お医者様」などといって急に親しくなっても、心からの信頼関係は作れないものです。「何かの時に利用しよう」という意識の中からは、お互いの品格ある関係は生まれないでしょう。

患者は顧客か

経営コンサルタントの方々が、病院関係の経営責任者講習会などでよく用いる言葉に「顧客(consumer)」というものがあります。そして患者満足度のことをことさらに**CS**(Consumer Satisfaction／**顧客満足度**)と表現しています。最近では、度が過ぎていると思うのですが、**CD**(Customers Delight／**顧客歓喜**)という言葉まで使われているそうです。たしかに、激しい腰痛や帯状疱疹の痛みが、注射一本であっという間に消失したときなどは、「ヤッタア!」と叫びたくなると思います。もし仮に、患者が病院で歓喜に震えることがあったとしても「CD」という表現は適切な言葉だとは思いません。想像しただけでも病院は患者に媚びているようです。ベートーベンの第九「合唱」の歓喜の声で患者様を迎え入れなくてもいいじゃありませんか。最近流行のBSC(Balanced Score Card)方式による病院経営改善策の話の中にも、この「顧客」という表現がよく出てきます。しかし、私は個人的には患者を顧客というのはあまり賛成できません。お客様は神様です、という考え方に通じるし、要らざるおべっかを使っているようで嫌なのです。いずれ「お患者様」に通じる気持ちでしょう。私は、自分の管理する病院事業のBSCに関して「顧客」という表現を使っているときには、全部「患者」と直させています。

患者は病院に行きたくて行くのではありません。行かざるを得ない状況になって渋々行くのです。買い物をしたくてデパートに行くとか、オペラを観賞に行くのとは違うのです。もちろん、初めて訪れる病院の案内が分かりやすいことや、受付職員や看護師の対応、診察時の気遣いや医師の言葉使いなどは重要なホスピタリティ（優しく、心のこもったおもてなし、などと訳されている）の一つです。

患者が病院を訪れる理由は、まず第一に愁訴（痛み、苦しみ、かゆみ、機能不全など）を取り除いてもらいたいということであり、その次に、その原因（病名）と病状の程度を知りたいということです。そして、治るかどうか、どれくらいの期間で治るのか、ということを知りたいと思います。もう少し余裕が出ると、こんなことにならない方法（予防法）を知りたくなります。これらの患者の希望する優先順位を、医学的判断から適切に実行するためには、時によっては苦痛を伴う検査も必要ですし、数時間や数日の経過観察もしなければならないときもあります。患者の希望通りにいかないときもあります。顧客に対する希望をかなえるというサービスだけではいかないところが病院なのです。正しい診断、適切な治療行為を行うためには、患者に我慢を強いる時があるのです。これぞ病院が患者をして「顧客」と呼ばない方がいいのではないかという理由です。

［参考文献］

1．真野俊樹「日本の医療はそんなに悪いのか？」、薬事日報社、二〇〇二年
2．久道茂「医学判断学入門」、南江堂、一九九〇年
3．ＪＭＳ　Ｖｉｅｗ、ＪＭＳ、二〇〇六年三月、三八頁
4．桜田弘之「戌年生まれの人」、仙台市医師会誌第四九九号、三二頁
5．小野寺時夫「新治る医療、殺される医療－医者からの警告」、中公新書ラクレ、中央公論社、二〇〇一年
6．本田麻由美、「患者様」に腹立たしさ、がんと私、読売新聞、二〇〇六年五月一九日号

第6章　病院は「女男共同参画社会」

男女共同参画社会との違い

本章のタイトルが間違っているわけではありません。女男（じょなん）共同参画社会でいいのです。そもそも男女共同参画社会を目指そうという狙いや目標は、政治にしろ、学術にしろ、行政組織にしろ、担当する者の性比があまりにも男性に偏っている状況を変えようということです。したがって、近年は色々な職場で、もっと女性を採用して女性の占める割合を三割まで上げよう、などといった目標が立てられており、国立大学法人では女性の教官の割合が低いランキングなどが公表されています。その挙句に、国や地方自治体の審議会委員の中には、一人で数箇所の委員を兼ねる女性が出てくることにもなっているのです。人材がまだ不十分なのに無理をして数合わせをするからでしょう。ともかく、社会はすべて男性優位に働いている状況を改善する必要は認めます。女性が働きやすい職場環境、社会環境にすることは極めて重要です。

病院は女男共同参画社会

ところが、多くの人々はあまり意識していないようですが、医療機関・病院は遠くの昔から女性の職員の方が多い「女男共同参画社会」なのです。私の管轄する三つの県立病院の職員は七五五名です。そのうち女性職員は五四八名、七二・八％も占めています。約四分の三が女性だということです。しかも、その八割を占める看護師たちは、日勤、準夜、深夜の三交替で勤務しなければならない職業なのです。

宮城県の職員は約三万人弱ですが、県本庁に勤務する知事部局の女性は極めて少ないのです。私の勤務する病院局・本庁職員に占める女性職員はたったの一〇％です。県庁全体でも女性の部長職、局長職は皆無です。いかに男性優位の「男女偏重参画社会」であるかが分かります。時々、私は他の部長さんたちに、「自分の部下の職員の四分の三が女性だと想像してみてください。しかも、そのほとんどが三交替の勤務だとしたら、部長さん方どうします？」という問いかけをします。おそらく想像ができないでしょう。でも、病院はそんな状況でやっているのです。最近の病院職員からの「声」には、もっと男性の看護師を採用してほしいとか、次はぜひ男性の薬剤師を採用してくれとかの要望が聞かれるのです。まことに不思議ですが、そういう声は女性からの希望なのです。自分らの勤める病院は、そもそも女男偏重参画社会なのだから、それを解消してほしいという願いなのです。なぜ、そのような声が出るのでしょうか。

休暇の取れない病院職員

多くの病院職員は過労状態です。診療科を一人の医師で担当している場合は、当然ながら十分な休暇も取れず、学会にも行けず、勤務時間外なのにお酒を飲むのにも気を使い、精神的にも参ってしまうのは当然です。看護師、検査技師、薬剤師も同様です。特に三交代制の看護師の勤務は過酷です。九五％以上は女性ですから、結婚すれば妊娠・出産は想定されます。そのため、産前産後休暇があります。最近は続けて長期の育児休暇を取得することができます。休暇中でなくても子供の病気のときには休みがちです。本人の病気も決して少なくありません。救命救急センター、重症病棟、緩和ケア棟、特殊感染症病棟、精神科病棟などの勤務は過酷です。錯乱状態や暴力を振るう患者のいることもある精神科の場合や自分で体を動かせない患者の多いリハビリテーションの病棟や緩和ケア棟では、男性看護師の「力強い手」が必要で、女性看護師では体力的に無理があるのです。

公務員には、年間二〇日（一六〇時間）、前年度までの留保分を合わせて最大四〇日（三二〇時間）の年休を取得できる権利があります。実際には、公務員の年休消化率の平均は五〇％弱ですが、勤務地や部署によって大きな差があります。ちなみに、私が調べた平成一七年の宮城県立三病院の職員の一人当たりの年休取得時間は、平均で六一・八時間でした。病院によっても違いがあり、病院の医療局に所属する医師らは平均で最低の二九・五時間、ある病棟の看護師の中には平均で三三時間しか取得できない人たちもいました。外来勤務では平均一〇〇時間を越えており、同じ病院内でも不公平感は否めません。看護師だけでなく薬剤師も同様でした。宮城県立病院の場合、薬剤師も女性が多いので、何かの都合で一人ないし二人が休むとその影響はてきめんです。一時的に、医療法上の「標欠病院」になりそうで、慌てて他病院から応援をもらったことさえあります。こんなことがあって、職員からの要求の一つに、「男性の」看護師や薬剤師の採用があるのです。病院というところは、今日本中で男女共同参画社会を目指して女性の登用をと叫んでいる環境とは、極めて異質であるということです。

私の教え子に当たる産科婦人科の女医が、臨床を断念し行政医師（保健所勤務などの公衆衛生を担当する医師）に転向することになりました。勤務がキツイというのです。年休消化率のことなどを問題にしている自分が恥ずかしくなるほどの過激な勤務だというのです。先般のＮＨＫテレビでも放映していましたが、いくつかの県の病院に勤める医師の過酷な勤務を知って唖然としました。Ａ県の男性医師の場合、当直三六時間連続勤務が一日置きにあり、身が持たないといって結局病院を去ることになり、最後の病室回診で、ベッドに横になっているおばあさんと寂しそうに握手をしているシーンがありました。また、B県の産婦人科医師の場合は、一日に外来患者を四〇人も診て、三日に一回の出産があり、一日平均五人が入院しているという状態で、休日は月に二回しか取れないそうです。年休の消化率について、県職員の部署ごとの平均時間などを測定して論じている自分が恥ずかしい限りです。そして、この一人で頑張っている医師は、結局誰も自分を助けてくれない、産科の医師は、母と子供の命の危機を同時に一人で対処しなければならないのです、と疲労感の刻み込まれた苦渋の顔で話していました。事故が起こらないのが不思議です。このような勤務状況を、「患者様たち」は知っていて当たり前だと感じているのでしょうか。以前、私は内科の医師として田舎の病院で外来を担当していました。風邪が流行っていて、さすがの私も風邪気味で微熱を冒して診察をしていたのです。その時、ある患者が「先生も風邪引くことあるんですか」という質問をしました。医師の体は、スーパーマンのようにできていると考えているのかもしれません。この産婦人科の先生の場合も同じでしょう。患者は、一日に外来に来る四〇人のうち、自分ひとりを診察するくらいの体力や時間はあるはずだと思ってしまうのです。このような無理な勤務状況を法律は認めているのでしょうか。ともかく、女性のことから男性医師のことに脱線しましたが、最近のテレビ報道を見ていると、ここで追加せずにはいられなかったというのが本心です。

病院はマルチボスシステム

病院の勤務状況が、看護師たちにとってさらに厳しい事例を紹介します。どこの会社でも組織の中には必ず指揮命令系統があります。多くの場合、ある社員に指示や命令を下せるのは、直属の上司か、そのまた直属の上司以上の地位にいる人間です。他の課長や部長が、自分の課員に自分に相談もなく指示や命令を下すことはないでしょう。これを、**ワンボスシステム**といいます。ところが、病院では、病棟勤務の看護師は、複数の主治医から色々な指示を受けることが普通です。複数の病室を担当する看護師は、診療科の違う複数の医師から指示を受けます。自分の担当でなくても、担当外の患者が急変したときには、別の医師からの緊急の指示も出ます。本来、望ましい姿ではないのですが、日常的にはありうる形です。これを、**マルチボスシステム**といいます。指示や命令を受ける側のストレスは並大抵のものではありません。馴れない指示もあれば医療事故の原因にもなりかねません。病院勤務の看護師にストレスによる病欠が多いのもうなずけるでしょう。せっかく正職員になっても年間の離職率が一〇％前後と高いのは、他の職種には見られないことです。そのため、最近は多くの病院がチームナーシング（チーム看護）のシステムを採用しています。

希死念慮

希死念慮とは、死にたいと願う自殺関連の訴えの一つです。ある調査によると、終末期のがん患者一七一三人のうち、六二人（三・六％）に自殺関連の訴えがあり、そのうち「希死念慮」が七一％、自殺企画が一六％、安楽死の要請が八％だったといいます。この数値は、患者、特にがんなどの終末期の人たちに見られる精神状況を示しているといえるでしょう。

最近の自分の経験ですが、広い範囲の帯状疱疹に罹患して入院したことがありました。疱疹後神経痛がかなりひどく、様々な最新の治療を受けても疼痛が軽快しない時期がありました。その時はあたかも拷問にかけられているように感じたものです。体の中に巣くった悪魔が皮膚の内面から皮下組織もろとも神経を引っ張っているような痛みで、「この痛みがなくなるならば死んでもいい……」と思う一瞬があることを知りました。持続する痛みに「柔和だった顔貌」が変化し、鏡を見ると自分でないような歪んだ顔は、まさしく「鬱（うつ）状態」で、その状態から我知らず、部屋を見渡して、首をつる紐を引っ掛けるものはないかと、考えたりしている自分にゾッとしたものです。患者にとって最大の苦しみは「痛み」だということを実感しました。がん末期の患者が、様々なところにがんが転移してその痛みに感じる苦しみはこんなものじゃないのだと思うと、終末期のがん患者に希死念慮のパーセントが高いのも理解できるように思うのです。

一方、病院に勤めている医師、看護師の中でも過労やストレスが原因で「希死念慮」に陥る人が少なくないのです。職員が過労や複雑な人間関係からノイローゼやうつ状態になるような、職員に対する心のケアが不十分な病院では、心温まる患者へのケア、品格のある対応は望めないでしょう。

女医の悩み

病院に勤める女性医師の場合は深刻です。一生独身で通すと覚悟をすれば別ですが、そのようなわけにはいきません。女医の場合、結婚の相手は同僚医師が多いといわれていますが実際その通りでしょう。本当のところ過酷な医師の仕事を理解してくれるのは、やはり同僚の医師だと思います。もちろん別な職業を持つ伴侶を得てうまくいっているケースも少なくありません。しかし、その場合も、総じて臨床医ではなく公衆衛生などの行政職、研究所勤務の研究者、医学部、看護学部、栄養学や体育系学部の教官になっての共働きが多いと思われます。結婚すれば、妊娠・出産、育児休暇、子供が病気になった時の介護・看病休暇も取らねばなりません。並大抵のことでは夫婦二人で臨床を続けることはできません。最近は、夫も育児休暇を取り、複数の出産では交互に育児休暇を取る夫婦も現れてきています。意外に思う向きもあるでしょうが、当事者たちはうまくいっているといって、夫の育児休暇を推奨しているくらいです。もっとも、夫婦が同じ病院の同じ診療科に勤めている場合はうまくいきます。二人が同じ大学の教室から派遣されている場合は、教授への説明も比較的スムースです。休暇を取った方は、臨床に復帰するときには、やや不安もあると聞きますが、それはお互い様です。要は、医師夫婦二人だけの問題だけではなく、病院管理者、病院職員（同僚医師、看護師など）の理解と協力が必須なのです。日本の医師養成数が減っていないのに実質的に不足感がある理由の一つに、女医の割合が増えていることがあるのではないでしょうか。大学によっては卒業生の三〇〜四〇％を超えているところは珍しくなくなりました。医療資源の継続的な確保の意味からも、女医の悩みを解決してあげなければなりません。院内保育所や託児所の開設、便利な医師住宅の提供など、考えればいくらでもあるでしょう（参考文献1）。

［参考文献］
1．女性医師として生きる、JAMIC JOURNAL、二〇〇六年三月号、四六頁

第7章　大学医学部・附属病院の役割－教育と研究－

品格なき大学教授

大学病院や大学教授を徹底的にこき下ろしている人がいます。決して一般的ではないのですが、大学教授の中にはそれらしき人もないではないところから、そういった批判が生まれてくるのかもしれません。人気漫画に登場する外科医のモデルといわれているそうですが、その彼の罵詈雑言が喝采を受けてもいるのでしょう。これもいささか品格がないといえなくもないのですが。たとえばこんな風に述べています。医学部の教授を「詐欺師とおぼしき人がいる」とか、そして、そんな「プロの詐欺師」に弟子入りして、「自分も詐欺師になろうと頑張っている」医者と、そういった現実がまったく見えないで、一生だまされ続ける「詐欺のカモ医者」がいる、というのです。さらに、大学にいる医師たちを「無駄な時間と労力、そして関連業界からの多額の寄付を全く無価値な『学術集会』に費やしてしまう愚行、これはさしずめ**ポトラッチ**

行為〈著者注：ポトラッチ〈potlatch〉とは、北アメリカの北西海岸先住民の社会で、自己の社会的威信を高めたり称号を獲得したりするために、客を招き、競い合って贈与・消費する饗宴の習俗。ふるまわれた客は、自分の名誉のために、それ以上の返礼をすることが求められる。〈岩波書店、広辞苑より〉〉である、とし「無価値に浪費するポトラッチ学会（学術集会）を全廃せよ！」と厳しく切り捨てています（参考文献1）。なるほど、そういうところもありますね、と同感したくなります。たしかに、一部の学会や一部の大学ではあるのかもしれません。それにしても、この人は、大学病院や大学教授たちに大きな恨みでもあるのでしょうか。いや、かなり教授たちを軽蔑しているように感じました。

古き時代の大学教授の強権と効用

日本に七つの帝国大学しかなかった頃の大学教授の権限は強大でした。医学部教授も然りで、講座の教授は構成する医局員のヒエラルキー（Hierarchi（ドイツ語）：上下階層関係に整序されたピラミッド型の秩序ないし組織）の頂点に立ち、講座の人事権、さらには関連する病院の医師の人事権まで握り（本来、それらの病院には開設者である市町村首長や理事長らが職員の任命権限を有するはずです）、予算作成、執行権も教授自らの権限で医局・講座の運営を行っていたものです。さらには、学位（医学博士）の認定権限も持っていました。自分の希望する専門領域の医学・医療技術指導を受けて関連する学位授与まで希望する若き医師たちは、皆一様に教授の意に沿って行動をしていたといっても過言ではありません。一方、医局という「組織」に属することが、いい面をも併せ持っていたといっていいでしょう。医局という一種の村社会、「同窓会」に属しているかぎり、何か困ったとき、たとえば開業や勤務をしていて自分が急に病気になったときには、優先的に医局から応援が来るというシステムがありました。また、地方の病院に勤めていても、久しぶりに新しい知識を吸収するために国際学会への出席を希望したときには、その間医局から応援医師が来てくれるという互助システムもありました。さらに、地方へ赴任させられた若い医師は、特別な理由がないかぎり、必ずまた大学へ戻って医療技術の研修・研鑽ができる形があり、家庭の事情を勘案して教授が医局員の赴任先を配置換えすることが可能でした。その良し悪しは別として、それを可能にしたのは強力な人事権でした。当然ながら、そこには不公平も生まれます。医局への貢献度（医局主催の学会開催のための寄付金、同窓会活動での貢献度など）で差が生じます。道義的にも社会から非難を受けるようなことも起こりえます。しかし、医局の強力な権限が、誰も行きたがらないような地方へ医局員を派遣し、その地域の医療を支えてきた事実は否定しようがありません。私も医師に成り立ての頃は、ある消化器内科に入局し、教授の命令で、もう一人の同僚と宮城県の北部地域の人口一万足らずの二つの町にある病院のどちらかへ赴任することになりました。私たちはコインを投げて決めました。私は、小さい方の町、肉屋のない方の町に決まりました。もう一人の同僚は、すでに学生結婚をしていて子供がおりましたので、やや大きめの町で、肉屋もあり牛乳も売っている所が当たって喜んでいました。私のような赴任のことを当時医局では「トランク」あるいは「トランクに行く」といっていました。トランク一つ持って地方の病院へ赴任したからです。そして二年経って大学に戻ってきました。後輩の若い医師が後任として赴任してきたからです。そのようなシステムがきちんと動いていたのです。

お礼奉公と破門覚悟

大学で学位を授与されると(よく、学位を取ったという人がいますが、そのような表現は間違いです。学位授与式というごとく授与されるものです)、教授の意向に沿って地方の病院へ「赴任」しなければなりません。これは就職に当たりますが、「お礼奉公」といっていました。何のお礼かというと、まず、学位を授与されたこと、これまで在局させていただいて多くのことを学ばせていただいたことへのお礼です。教授から受けた数々のご薫陶に対するお礼です。赴任するときには「送別会」もしてもらいます。多くの場合、最終就職になる可能性があるので、どこの病院へ赴任させられるかは、重大関心事です。一生その地域で過ごすことになるかもしれないのです。それでも、また何年かすれば、教授は希望を聞いてくれるに違いない、という淡い希望を抱いて赴任するのです。学位を授与されたときが、その対象になることが分かっていたので、いつまでも学位の申請を出さない古手の講師や助手もおりました。学位がなくても、古手の助手以上になると、大学医局にいる方が居心地がよかったからです。

今の医局員は、配偶者の意向や子供の教育のために、もっと都会の病院に赴任することを希望したり、場合によっては断ることもあります。「医局を破門される」ことを覚悟で断ります。教授の権限と権威が弱くなった今の現実です。地域医療がうまく回らなくなってきたのです。破門という言葉は、すでに死語です。

大学教授と大学のジレンマ

古い時代の大学医学部教授は、臨床はもちろん、研究、教育などすべてに秀でたオールマイティーの方ばかりでした。少なくともそのように思われていました。しかし、今はそうはいきません。医学・医療の進歩は、一人の人間がすべてをできるほど簡単ではありません。専門分化が進み、五年前の学問や技術は、すぐに古いものとなっていきます。臨床経験が豊富な教授が、研究でも実績を上げることは大変なことです。さらに、医学教育にも優れているとは限りません。教育の方法も、技術も、その進歩は目を見張るものがあります。すべてを一流にと、要求されても不可能なのです。教授のジレンマです。

一方、大学の教授選考には、研究実績が重要視されます。研究論文の数です。前述しましたが、本来研究の質で評価すべきなのに、誰でも認める客観的評価方法が少ないために多くは論文の数で選考していました。「書くか負けるか症候群」とは、そんな中からの皮肉を込めた大学教授希望者のよくある病状を表現したものです。大学附属病院は、高度な臨床だけをするところではありません。あくまでも医師を育てる教育機関なのです。そして、よい教育はよい研究から、といわれ続けてきたごとく、研究をしない大学・高等教育機関はありえません。進歩がなくなるからです。東京大学を始めとする旧七大学などの国立大学(現在は独立行政法人国立大学)にも、その意味でジレンマがあります。それは、大学の教官(教授、助教授、講師など)を育成する役割も併せ持っていることです。日本にある八二の大学医学部・医科大学には必ず附属病院があり臨床各科一人以上の教授がいます。大変な数です。私の母校である東北大学医学部の場合、平均の話ですが、卒業生一〇〇人のうち、一〇%は、全国のどこかの医学部・医科大学の教授(基礎系も含む)になっています。東京大学の場合は、三〇%以上だと思います。つまり、このような大学は、臨床医師を育てるだけでなく、医学教育者、医学研究者も育成しなければならないのです。教授一〇名を輩出するためには、その二倍から三倍の助教授や講師の数が必要です。さらに研究や教育を補助する教官助手が必要なのです。ここまで話をするとお分かりになるでしょう。そのような状況では、臨床に専念し地域医療に貢献する医師の数が限られてくるのです。

すると、そんなことをしないで良い臨床医を育てるべきではないかという声が聞こえてきます。一方、うちは教授を取られてばかりいるではないか、という先輩たちのお叱りの声も聞こえてきます。各地の大学医学部の教授選考で破れ、他大学卒の候補者が就任すると、さも実力のなくなった情けない母校だと嘆くわけです。何しろ、大学のランキングの評価項目に「出身大学の教授就任数」というのがあるのですから。大学教授のジレンマだけでなく、このような大学自体のジレンマもあるのです。

改革の大合唱

十数年前から、全国的に大学の改革が叫ばれ、多くの大学で特徴ある改革が着々と実行されてきました。なぜでしょうか?それは、社会の大学を見る目が、決して優しいものではなかったからです。新しい知の発見や技術の創造においても、社会全体を視野においた大学らしい批判や研究・分析機能の役割が危機に瀕しているのではないか、という批判が吹き出ていたからです。評価と競争原理が働いてきたのです。

そもそも、大学とは、新しい知の創造を行い、それを世の中に供給し、常にそれを更新していく研究教育機関です。教授などの教員は、その意味では研究者であるべきです。大学にいる本当の意味での研究者は、学生が知的に意欲をかきたててくれる限り教育を疎かにはしないものです。大学の活力は、次世代を担う学生を活性化することにあるといってもいいでしょう。結局、教官が研究者、教育者として優れていなければ学生は絶対についてきません。制度をどのように変えたところで、教授が惰性的になってしまったのでは、教育の成果は期待できません。学生は、教授の仕事振りや、話し方や講義の仕方、教室（講座、分野、部門）の雰囲気、学問的業績、社会への貢献度、そして教授たちの専門分野の将来性とともにいわゆる「学術的活動」をよく見ているものです。

それにしても、ここ数年の改革は凄まじいものがあります。行政改革、経済構造改革、財政構造改革、金融構造改革、社会保障構造改革、教育改革、などの大合唱が続きました。そして全国の国立大学の独立行政法人化が完成しました。前述しましたが、平成一七年一二月末の閣議決定事項を見ると、今後に予定されている改革が羅列してあります。国立がんセンターなどのナショナルセンターを非公務員型独立行政法人に、公務員型独立法人を非公務員型に、地方の公立大学も、公営企業も改革を迫られているのです。おそらくそのように進むでしょう。

医学教育の役割

近年における生命科学の著しい進歩は、医学・医療の領域で革命的な変化をもたらしました。従来の考え方では律することのできない現象が出てきて、また不可能と考えられていた生命操作があたかも神の領域に達したような錯覚をも持たれています。先端医療技術が一般の医療まで入り込み、以前は不可能だった疾病の治療、また救命も可能になりました。大きな進歩です。一方で、日常における医療では、まったく信じられないような医療過誤、医療事故が生じているのです。医師であれば誰でも防ぐことができる些細なミスが重大な結果を招いているのです。なぜでしょうか？

その原因として、高度専門医療を重視し、収入の少ない医療技術を軽視する傾向、余裕のない多忙な勤務状況、医師の倫理観の欠如、危機管理に関する責任者の怠慢などがあるといわれています。そして、そもそも根本的には医学教育に問題があるといわれています。大学における医学教育は、歯学や薬学も同じですが、他学部の大学教育と基本的に違っています。つまり、医学教育は、卒業の時点で医師国家試験に合格するべく教育目標が設定されている自己完結型の職業教育なのです。医学部や歯学部の卒業生はほぼ一〇〇％の割合で国家資格を取得します。ただし、国立の薬学部では、私立大学の薬学部と違って薬剤師の資格を取得する学生は一割ないし三割程度です。おまけに平成一八年度から、一学部二制度（従来の四年制と薬剤師の資格取得を目的とする六年制の並存）が採用されています。法学部のすべての卒業生が司法試験に合格することを目的としているわけではありません。他学部の卒業生も各々に特化した国家資格を取得するわけではないのです。医学部の場合は、卒業生を医師にしなければ意味がないのです。その意味では、いかに良医を育成するか、ということが重要な命題となります。

「良医」の歩留まり

他方、大学医学部は生命科学研究を中心とする著しい世界の進歩に乗り遅れないために、また、教授たちは世界をリードするために、生命科学を中心とする医学研究者の育成はどうあるべきかという命題にも対応すべき責務を持っています。十数箇所の主要な国立大学医学部が、大学院重点化策を実施した理由は、良医の育成もさることながら、良い教育は優れた研究からという考えに基づくものです。そして、一方では、研究を重視した医学教育では良医の育成はできるはずがないという考えを持つ人たちも少なからずいます。

平成一一年四月一八日の読売新聞の「経済独り言」の欄に、論説委員の竹内政明氏が「歩留まり、大学という宝の山」と題して論説を載せています。その中で、土光敏光氏が社長を務めていた頃の東芝の半導体技術は一〇〇個の中に九七個の不良品があったといっています。歩留まりとは、製造工程に投入された原材料が無駄に消費されることなく完成品となる割合のことで、したがって、この場合歩留まりは三％となります。ソニーのトランジスターの歩留まりは五％になって初めてラジオの製造販売に踏み切ったといいます。一方、大学教育の歩留まりの悪さを嘆く経営者が増えたといっています。大学教育というしょうもなく歩留まりの悪い「宝の山」と本気で向き合う時期かもしれない、と述べているのです。

これを医学教育に当てはめたらどうなるでしょうか。たとえば、医師国家試験合格率は、毎年平均して八〇％以上ですから、その意味では歩留まりは良いかもしれません。しかし、医師国家試験の合格者がすべて良い医者になるとは限らないのです。資格だけは得たものの、医師としての倫理観、患者に対する本当の意味の優しさ、最新の医学・医療の研鑽を続ける高度な医療技術をもつ医者に育っているか、そして、医療収入の高さを決して目的としない医師であるか、などの条件を満たさなければ良い医者といえないと思います。もしそれらを備えた医師こそが、東芝やソニーのトランジスター製造の歩留まりと同じ意味に使われるとすれば、はたして、現在、日本にある八二の大学医学部、医科大学などの卒業生の「良医」の歩留まりはいかほどになるでしょうか。さらに、良医を選ぶための医師国家試験の試験システムが必要とされ、現在、色々な工夫がなされていると聞きます。

大学は歩留まりの悪い宝の山

竹内氏が述べているように、医学教育という実に手のかかる、しかも歩留まりの悪い（？）「宝の山」と、そろそろ本気で向き合う時期に来ているといってもいいのではないでしょうか。ところで、大学の教官、特に教授は、総じて教育には熱心ではありません。しかし、どういうわけか知りませんが、定年が近くなると熱心になるようです。名誉教授になるとなお熱心になる傾向があります。自分自身の言動を見てみるとよく分かります。これは学生にとっても不幸です。現職の若い教授や助教授の熱意が、学生を鼓舞するのです。生命科学系の研究所の専任教授ならいざ知らず、学部教育を本務とする教官の責任というものがあるはずです。教育者の歩留まりも良くしなければなりません。近年、教育者のための教育が必須だといわれ、特に医学部では、多くの大学で工夫がなされています。その一つにＦＤ（Faculty Development／教育者のための教育向上）がありますが、詳しくは後述します。

大学には、人文・社会・自然諸科学の研究と教育を通じて文化を担い、創造し、伝える使命があります。特に総合大学は、諸科学各々の均衡ある発展と統合研究と教育、そして研究と教育の自由を大学の基本的理念としています。また、大学は、新しい知見や技術の創設を通じて社会や文化の変革に貢献し、しかも、学問（学術）の流れ（動向）を変えるような研究や新しい価値観の創造のための提言をする役割を持たなければなりません。学問というものはそういう厳粛なものなのに、最近の学者の不祥事には悲しみを越えて怒りさえ感じます。やっていない実験をさもやったようにして偽の論文を書くとか、また、それを見破れない未熟な仕組みがあったり、功名を上げんがための学者の品格を疑う事件が、近年、国内外で発生しました。ヒトや動物の命、生命科学に関わる学問の品格が問われています。

二一世紀は人類が人類の危機をひしひしと感じる世紀になるといわれています。現在、顕在化している「精神の荒廃」、「環境の悪化」や「医学・医療の不信」を是非とも防がねばならないのです。大学、特に医学教育は、社会から見て、以前の日本人がそうであったように、志の高貴な、高い倫理観を持ち、高い矜持（プライド）の精神性を持つ人材の育成を目指さねばならないと思います。そのためには、大学における教養教育にもっと本腰を入れて充実させる必要があるのではないでしょうか。

学歴ロンダリング

大学の教育理念と目標に、教育と研究という二つの文語がないところはあまりありません。そのため、日本中のほとんどの大学医学部や医科大学では、良医の育成のための努力と医学研究者育成のための努力がなされています。しかし、現実は厳しいと思います。主要な大学が大学院重点化施策をとり、その完成により、ますます歪みが生じています。私も、大学在籍中、大学院重点化のために大きく関わりました。日本中の高等教育改革の一環の流れの中の一コマであったのですが、あれで良かったのかと考えさせられるところがあります。

最近、多くの大学の卒業生は、自分の大学の大学院へ入るのではなく、より格上と見られている大学の大学院へ入学する傾向があります。それ自体は悪いことではありません。外国ではむしろ、自分の出身大学の大学院への入学を制限しているくらいなのです。しかし、日本では、むしろ悪い意味に取られがちです。つまり、最終学歴の改造ではないかというのです。口の悪い人はそれを**「学歴ロンダリング」**といいます。学歴主義の崩壊とか、流動化、多様化ということがいわれて久しいのですが、新たな学歴主義への心配が生まれているのです。しかし、他の研究科（大学院のことを○○研究科、○○系研究科といいます）はともかく、医学（系）研究科では、平成一六年度より始まった卒後臨床研修必修化によって、大学院の役割も不透明になってきたことは否めません。何しろ、卒後二年間の義務となる臨床研修終了後に、大学の講座（教室）に何人の入局（学）者（大学院生・研究生または助手）がいるのか予測が付かないのが現状です（この入学者が臨床講座では入局者（医局員）といわれます）。最近の全国医学部長病院長会議の調査（参考文献２）で分かったことは、臨床研修導入前（二〇〇二年度）の大学へ戻った割合が平均で七一・四％だったのが、導入後（二〇〇六年度）で見ると五〇・六％となり、特に、東北、北海道、中国、四国地方では三〇％台に激減していることでした。このまま大学離れが加速すると、地域医療の崩壊になりかねないとして、同会議は臨床研修制度の見直しを求めています。さらに、地域医療の担い手としての臨床講座の存亡にとどまらず、基礎系講座への入学者が激減する心配があります。現に、前から見られたことですが、基礎医学系講座の教官に占める非医師の割合が非常に多くなっています。医学研究・医学教育の崩壊の兆しが見えてきているのです。

医師になるモチベーション

モチベーションとは動機付けのことです。医師になる動機は人それぞれです。小学や中学時代の体験が動機となる人もいるでしょうし、生まれながらに身体に障害を持つことが動機となる人もいます。家族の不幸が契機になる人もいます。医師になるというモチベーションは教えるものではありません。個々人の体験、読書からの考察から生じるものです。残念ながら、実際には、しっかりとしたモチベーションを持たずに医学部へ入学する人も少なくないのです。確たるモチベーションを持たずに入学した学生には、それなりの初期教育、言ってみれば準備教育が必要です。医学専門教育の前段階で学習する一般教育が必須です。東北大学医学部では、モチベーションを高めるための準備教育と専門教育を合わせたものを行っています。大学入学したての一年生から、肉眼人体解剖実習を課しているのです。生身の人体（献体）に対峙し、医師になることの意味、心構え、なぜ人体にメスを入れても罪にならない職業に就くことになるのか、を真剣に考える期間として設定したものです。一八歳の若さでそんなことをさせるのは時期尚早ではないかとの意見も以前はありましたが、教官と学生の評価は高かったと思います。

医学を学ぶ、科学を学ぶ、そして人を学ぶ

学術的活動への動機付けには教育が必要です。ＥＢＭ（Evidence-based Medicine／根拠に基づいた医学・医療）の理解、科学的論理的思考を学び、地域医療の向上、予防医学の普及な

ど、社会貢献の重要性、そのリーダーになるべく宿命付けられている自覚の涵養には教育が必要です。長崎大学医学部の教育理念に「医学を学ぶ、科学を学ぶ、そして人を学ぶ」というものがあります。私が、当該大学の外部評価委員や文部科学省の視学委員として、全国の大学をまわった中で発見した最も好きな言葉です。医学を学ぶのは当然ですが、同時に科学を学ぶ、これは科学的視点を学び、臨床に応用するすべての医術は科学的根拠に基づいて施行すべきことを体得させるためです。最後に、医師にとって最も大事な人を学ぶことを謳っているのです（参考文献3）。

ＯＳＣＥ（オスキー）とＦＤ（ファカルティ・デベロップメント）

読者の中にはこの言葉を初めて目にする人もおられるかもしれません。従来の医学教育は、古い昔のやり方が大勢を占めていました。医学部へ合格するくらいの頭脳を持っているのだから教授は勉強のきっかけを教えるだけでいい、後は学生が自分で勉強すればいい、という考えでした。それでも以前は通用した時期もありました。自分の講義に出なくても試験さえ通ればいい、講義の出欠を取る教授は自分の講義に自信がないからだ、という考えを持つ古手の教授もいたことは確かでした。しかし、ここ十数年間の医学部へ入学した学生に見られる特徴は、彼らが必ずしも特別な頭脳を持っており放置してもきちんと学業について来てくれるわけではないということでした。教授たちは慌てました。何しろ特別難しくしたわけでもないのに自分らが受け持つ教科の試験に合格しないのです。学生たちは大学に入ったものの、自ら進んで勉強する方法を知らなかったのです。そういう学生が予想外に多くなってきています。高校時代や大学受験勉強では、あてがわれたカリキュラムで、あてがわれた方法でしか勉強ができなかったのではないでしょうか。もちろん、そうでない学生もいますが、多くの学生は、自ら本を選び、自ら本を読み、どのように身に付けるか、その方法を知らなかったのです。大学生を一人前の大人と扱ってきた従来の教授たちの戸惑いは相当なものです。

オスキー（OSCE／Objective Structured Clinical Examination）とは客観的臨床技能評価試験のことで、二〇〇四年の全医科大学第四年期末から実施されるようになりました。この方法を用いれば、大学間の著しい差もなく学生の履修程度と能力を判断できます。もちろん大学によって熱心さに差があって、その方法も微妙に違いますが、基本的には同じです。訓練された模擬患者（SP）を医学生に用意し、実際の診察風景を別室で仲間の学生と教官がチェックします。診察室に入ってきたときからの、医師の役をする学生の言葉使い（接遇）、既往歴の取り方、患者の訴えに対して適切な質問をしているかどうか、様々な態度をとる患者に対して医師として信頼されるような態度を維持できるか、これらは、隣の部屋で別の教官がチェックするだけでなく、実際に患者に擬したSPがチェックし評価します。模擬患者の中には、自ら進んでその役をボランティアで楽しんでいる名誉教授もいるそうです。自ら設定して「頑固な、怒りっぽい、分からず屋の患者」役を演じて、学生を困らせては楽しんでいると聞きますが、いい教育になるのではないでしょうか。オスキーを用いた教育では岐阜大学医学部が古くから熱心です。文部科学省のモデル校として指定されていたと聞きました。しかし、オスキーは、改善された医学教育の一つに過ぎません。他にもITを用いた様々な取り組み（CBT／Computer-based Testing）などが見られますが、ここでは詳細には触れません。

さて、FD（Faculty Development）とは教育者のための教育という意味になります。ファカルティとは、普通教授会のことをいいます。ですから、ファカルティ・メンバーとは、教授会構成メンバー、つまり、教授のことです。デベロップメントとは発展という意味ですから、教授たちにもっと発展してもらいたいという意味です。教育の仕方についてです。一般の方々は、大学の教授を含めて、講師、助手など大学の教員は、教員免許を持っていないことを知っているでしょうか。おそらく、教育学部の教員以外は、どの学部の教員も免許を持っていないと思われます。少なくとも医学部の教員は誰も持っていませんでした。つまり、大学の教育は、教育技術（スキル）や教育理論などの教育学の基本教育を受けたことがない人ばかりによって行われているということです。大学院が重点化された大学では、教授の本務はほとんどが大学院教育（実際には院生に対する研究指導）となり、学部の教授は兼務職となります。大学院は研究が第一ですから、研究重視の教授が多くなります。結局、学部学生に対する教育は疎かになりがち（何しろ兼務発令で、その分の手当ては出ていないはずです）になります。実際、学部教育を担当しない大学院教授もいます。これではダメだということで、教育者のための教育が必要だと考えられるようになった結果、ＦＤという考え方が生まれました。何しろ、大学が違うと患者の診察の仕方も違うのです。大学が同じでも第一外科と第二外科では、乳房の診察方法さえ違っていたことが分かりました。そこで、ＦＤに熱心で、その普及のために全国で活躍している他大学の先生を招いて、二泊三日のＦＤ研修会をしたことがありました。もちろん教授も助教授も参加しました。腹部の触診の仕方や手順がこれほどまでに違うのかと驚きを隠せず、「目から鱗」とはこのことだと感じました。まさに、井の中の蛙であったことを知りました。つまり、教育手法に関する大学間の交流がまったく行われてこなかったのです。古い大学になればなるほど、教室の伝統とかプライドばかりが目立って、新しい試みに目を向けてこなかったのです。今は、どの大学でも、職場でも、いわゆるＦＤを盛んに行っています。教えられる方も、教える方も、工夫すれば進歩があります。

大学病院の使命と社会的責任

日本における大学医学部・医科大学は国公私立合わせて八二もありますが、国立は四二だけです。それがすべて国立ではなくなりご承知のとおり非公務員型の独立行政法人へと変換されました。大改革です。それまでは、国立だからという理由で、官庁会計でやっていたものが一八〇度変わったのです。企業会計を原則とする独立行政法人会計に変わり、大学人も、自分の大学を一法人として見詰め直さなければ時代に後れをとるということを実感し始めました。大学である以上、医学生を良医に育てる。これは基本です。教育効果の他に新しい技術の開発や発明など、研究面で地域や世界に発信する使命も強調されるようになりました。特に、大学院生の標欠病院への名義貸し問題や地方自治体からの寄付金問題なども重なって、大学の使命と社会的責任が大きく見直されることになったのです。自分の大学は国立なのだから、一地方や地域のことを優先して考えるわけにはいかないのだ、と従来思っていた考え方を変えねばならなくなったのです。地域中核高度医療拠点、地域医療支援病院機能、地域医療機関に対する教育研修機能、予防活動も含む地域社会貢献策の具体的な役割を求められるようになったのです。国立大学が独立行政法人化されて最も変わったことは、この社会貢献に重点化したことでしょう。これは、運営組織が変わったわけではない私立大学や公立大学にも大きな影響を与えました。何しろ大学病院は、全国にある約九二〇〇の病院の数の二％未満に過ぎないのに、病床数の五％以上を占めるという、大型化したものばかりで、さらに、医師数の何と二五％をも占めているのです。影響がないわけはないのです。

一方、大学との関係が比較的疎遠だった地方自治体、特に県の対応もすっかり様変わりしたといってもいいでしょう。敷居の高かった「国立」が、独立行政法人化され、色々な法的縛りが外されたことが大きな理由ですが、大学と行政が、地域医療を確保するために何をしたらいいのか、また、それを実現するために行政は大学に対して何をすべきなのか、について真剣に考えるようになったといっていいでしょう。地方財政再建促進特別措置法（いわゆる地財特措法）の政令一部改正による「地方自治体から国への寄付行為の緩和措置」ができるようになったことも、その動きを加速しました。

博士号と専門医資格の損得勘定

本来は、損得でいう問題ではありません。これまではどの大学でもほとんどの卒業生が大学院院生（大学研究科へ入学すること）か、大学院研究生という形で大学医局に残り（または戻り）博士号を授与されることを目的に研究をし、同時に専門の臨床経験を積むという形をとっていました。それは同時に、医局側から見れば、大学病院の臨床スタッフとなり、地域医療を補完する前述の「トランク」要員ともなり、かつ研究・教育の重要な「手」ともなっていました。では、なぜ医学部卒業生は、他学部と比較してこれほどまでに学位を授与される博士が多いのでしょうか。理由は色々あるでしょう。「みんなが取るから俺も取る」「せっかく医局に入ったのだから学位を取ったほうが……」「将来のことを考えたキャリアアップのため」「外国に行くときには最低限の資格だから」「臨床家になるとしても原著論文の一つぐらいはあったほうがいい」「公務員になった場合に給与に差が出るから」「研究が好きだから」などが考えられます。しかし、博士号の取得には学術雑誌に自分の研究論文が掲載または採択が決定していることが条件となるため、研究のテーマも研究結果も「世界で初めての」ということが必須となるのです。臨床の場でそのような研究はそれほど多くはないので、結局、多くの場合、臨床講座に入った大学院生や研究生は、在学中のある一定期間、基礎医学や社会医学講座へ行って論文を纏めることになります。つまり、学位のための研究となり、研究テーマも二、三年で結果の出るようなものになってしまうのが普通です。そのような研究が、はたして世界に伍していける研究かというと、残念ながら、評価は高くはないのです。世界中がライフサイエンス、バイオテクノロジー、再生医学などの先端医学・医療でしのぎを削っているときに、はたして日本の医学研究はこれでいいのでしょうか。このような反省から、主要な国立大学の大学院重点化政策が始まったのです。それまで、医学部の教官である教授や助教授が大学院の教官を兼務していた形を逆にして、本務を大学院教官とし、医学生の教育を担当する医学部教官を兼務する形となったのです。政策的な誘導策として、大学院講座が増やされました。つまり教授、助教授の数を増やしたのです。さらに、研究費の教官当たりの単価も上げたのです。教官が増えるということは大学院生の定員も増えるということであり、そのため一部の大学を除いて、いずれどの大学でも、定員充足率で悩むことになったのです。医学部の大学院重点化策が完成したのは平成一一、一二年頃です。以前は「トランク」要員として地域医療を担う若手医師として大学院生たちが駆り出された仕組みはできなくなり、そのことも地域医療医師確保の問題点として内在していたのです。それから五年後の平成一六年から始まった卒後臨床研修必修化が医師不足問題に輪をかけたといっても過言ではないのです。大学院重点化は特定の一〇大学程度の制度変更でしたが、卒後臨床研修必修化策は全国一律で、かつ国公私立すべての医学部医学校の卒業生が対象です。影響がないわけはありません。あわせて専門医制度の普及が各学会に広まり、「臨床をやるならば、博士号よりも専門医のほうが得」という話が幅を利かせてきたのです。専門医制度にはまだまだ問題があって、学会の認定基準が統一されていなかったり、また資格保有者に対する優遇制度にも医療機関によりまちまちですが、将来のことを考えれば、たいして役にも立たない博士号よりも専門医の資格を取得するほうがいいという話になるようです。実際、独立法人国立病院機構でも給与報酬基準に学位保持者と同じ待遇をするような議論がなされていると聞きます。またしても厚生労働省と文部科学省の戦いなのでしょうか。そもそも、学位（博士号）はそんなことで論じるものではないのです。給与が同じになるならば、学位でなくてもいい、という人や、みんなが取得するから俺も取る、という理由で大学院に入り、また大学院研究生として大学に在籍する人は、専門医の取得のほうが「得」でしょう。また、そのような人は大学院に入る必要はないのです。

無駄有りて無駄無し

学位（博士号）を取得するということは損得で論じることではないのです。生涯臨床医として活躍しようとするのであればこそ、若い時のある一定期間、医学研究をし、国内外の文献を読み、自ら論文を書き、ＥＢＭの基礎と考え方を学び、貴重な症例の経験を増やし、専門学会で発表する経験をする、ということは大切なことのように思います。何よりも、自分より経験のある上司がおり、同僚や後輩がいて、患者のことをよく知っている看護師たちがいる中で、自分はまだまだ未熟者だと感じられる環境で過ごすことは重要なことのように思います。決して前述のような「詐欺のカモ医者」や「ポトラッチ医師」になるための経験ではないと思います。このような時期を経ないで、はじめから地域の病院に飛び込み、自己流の経験を積み重ねて、周囲から「先生、先生」と呼ばれ慣れていく経験がはたしてその医師の人格形成にプラスになることとは思われないのです。専門医の資格取得には無駄な時間かもしれませんが、大学というところは、本人さえその気になれば、様々な経験ができるところです。内科医であれば、放射線科の診断カンファレンスに参加することもできますし、他の診療科の臨床討議にも参加できます。私も消化器内科の医局員でしたが、毎週放射線科のレントゲンカンファレンスに出席していました。一生に数例も経験しないような症例も見ることができます。医局生活が無駄な時期だと思う人は、おそらくどこへ行っても無駄だと感じ、仕事への価値観を給与の高さに置くことになってしまうのではないでしょうか。人生、どこへ行っても、何をやっても無駄なことはありません。

臨床系大学院へ入ることが、結果として基礎医学の振興となることは前述しましたが、その理由は、多くの学位論文は基礎講座や社会医学講座で研究したものを基にしているからです。基礎・社会医学の振興・発展は医学教育には不可欠のことですし、この形が崩れれば医学教育、つまり医学部の崩壊につながってしまう危険性があるのです。

大学教授の意識改革

大学に期待されることが多いのは当然としても、公務員から非公務員型の独立行政法人という組織・運営の方法が一八〇度も変換した中で、最も難しいのは、これまで一国一城の主、ヒエラルキーのトップにいたと考えていた（本当は誤解していた）教授たちの意識改革でしょう。後でも詳しく述べますが、大学のトップ、病院のトップの仕事は、一に、この意識改革です。私は、Ｔ大学附属病院運営諮問会議の議長や病院経営担当のＨ大学学長特別補佐などを経験しましたが、すべて意識改革を最重要課題として取り組んできました。自分が宮城県病院事業管理者として関わってきた経験からの答えです。大学医学部・附属病院の改革については、関係者が色々なことを考えてきましたが、以下に紹介します。

大学のブランドの価値をどう考えるか？大学法人の資産としての「ブランド価値」を計上できるか？ブランドの形成には時間がかかります。長い歴史によって作られてきたわけですが、そのブランドは一瞬の医療ミスや不祥事で失墜するという過酷な現実があります。本社（大学病院）だけでなく、関連病院・関連大学などの対応もブランド価値に含まれますので、卒業生の医師としての技量と資質、それこそ本著でいう品格が含まれることを意識しなければなりません。

病院経営と教育・研究は両立するのか？大学全体における附属病院の位置は（歳入歳出予算など）、大学全体の役員や経営諮問会議、また他学部からどう見られているか？附属病院は大学運営に貢献するか？または、お荷物と見られてはいないだろうか？という疑問に対する答えはあるのでしょうか。医療の質の向上と経営の健全化は、どのようにして両立させるのでしょうか。「入るを図って出るを制す」といってもそう簡単ではありません。「出る」を制するのは、最初の二、三年は簡単です。何しろ、今までかなりの無駄を気が付かずにやっていたところが多いので、これは気が付けば簡単に達成できます。私は、国のある省庁の独立行政法人評価委員会委員として六つの法人の運営を見ることができる立場におりますが、最初の二、三年は「出る」を制する目標値は軽く（当事者たちは死にものぐらいの努力だと思いますが）達成しているところが多いのです。さて、その後が、実は大変なのです。

各大学病院は、経営効率を向上させるための方策として様々なことを実践しています。生産性の向上（治癒率、合併症発生率、患者満足度）、歩留まりの改善（病床利用率、未収金、請求漏れ、ミス）、より付加価値の高い医療の生産（高度専門医療、再生、遺伝子診断・治療など）、コスト意識を持った病院経営の推進、マネジメント改革の必要性、経営戦略の企画立案部署の設置、学内外の人事交流、医療事務専門職の登用、民間を圧迫しない競争など、聞きなれない用語を使って、先生方は苦労しているのです。おまけに、全国医学部長・病院長会議では、それらの指標を使って「通信簿」を作成し、フィードバックして経営向上に役立たせようとしています。本当に、大変な時代が来たのだと感じます。

そして、医師不足に悩む地方の県に位置する大学では、地域医療貢献のために、と具体的な組織を作って立ち上げているのです。一般の人たちは、大学の先生方が、そんなことまでやって努力していることなど考えたことがあるのでしょうか。たとえば、社会貢献策検討委員会の設置（大学・評議会など）、新たな医局制度への転換（従来の医局を無くす）、地域医療貢献検討ワーキンググループの立ち上げ、などが行われており、また、より良い医師を養成するための方策や適正な地域医療を考える委員会を行政や地域医師会と共同で検討するなど、今までの大学では考えられないようなことまで行っています。それが、独立行政法人として独り立ちしなければならない大学の社会的貢献策と責任と考えているからです。

［参考文献］

1. 南淵明宏「医療を切る、渾身からのサジェスチョン、医師のプロ化についての三つの提言」、新医療、二〇〇六年二月号、一五一－一五三頁
2. 日本経済新聞、新人医師の半数大学病院選ばず、二〇〇六年七月二一日号
3. 学術的活動のための次世代育成、学術の動向、二〇〇一年五月号

第8章　科学性と倫理性

大学病院における研究―科学性と倫理性の挟間で―

今、われわれが飲んでいる薬はどのようにして「効く」と分かったのでしょうか？研究の科学性を高めるための最もよい方法は、「対照（コントロール）」を置いて、しかも「無作為に」研究群と対照群を振り分ける**無作為化比較対照試験**（ＲＣＴ／Randomized Controlled Trial）だといわれています。しかし、動物実験の場合は簡単でも、人の場合はそう簡単ではないのです。普通に生活し普通の意思をもった人間あるいは患者が対象なのです。効果が不明の未知の薬の治療研究に、「研究群」になるのか、「対照群」になるのか、「くじ引き」で決められて、しかもどっちの薬を飲んでいるのか分からない状態の研究に「本当の意味で」協力する患者はどれほどいるでしょうか？最近よく言われている「説明をした上での同意」、すなわち**インフォームドコンセント**（ＩＣ／Informed Consent）をきちんとやって、患者や家族の意向を聞いて行うのが原則である、といわれても、本当にできるのでしょうか。

昔のことですが、私が、大学（公衆衛生学講座）にいた頃、重症高血圧症の治療薬（注射薬）の治験のコントローラー（新薬の治験の場合、対象となる患者も治療を担当する医師にも知られないように無作為割付をし、適切な運用を管理する係のことで、この方法を二重遮蔽法といい、以前は二重盲験法《差別用語といわれ使われなくなった》といった）をしていた時のことです。治験対象となった患者のカルテには、患者が同意したことを示す項目にチェックの印（レ）がキチンと書いてありました。しかし、患者が外来に来たときの様子（カルテの現病歴の項目を見れば分かります）は、重症高血圧のため、意識不明なのです。意識不明の人が、このような面倒な説明をしないと分からないようなＲＣＴの対象になることに同意するでしょうか。不可能なはずです。何しろ意識がないのですから。つまり、同意を取ったというチェックはいい加減だったということです。そういういい加減さをチェックするのもコントローラーの役割です。昔のことですから、今はそんなことはやりません。

科学性の高い研究手法を「人間を対象として」行う場合、その研究の倫理性が問われます。倫理性を高めれば高めるほど、その研究は科学性を損なうことになる傾向が生じてくるものです。しかし、科学的な研究結果に基づかない新薬や治療法を患者に応用するのも、倫理的でないのはもちろんです。倫理性と科学性は極めて重要な問題ですが、悩ましくも相矛盾するものを抱えているのです。

科学的であること

自然界の物質や生物の行動の観察から、規則性を発見するのが科学の始まりですが、特に、自然科学の場合は、必然的に実験や測定を伴うことが多いのです。研究で行われる測定の結果が、事象の「真の値」に一致しているかどうかを「妥当性」といい、別の言葉でいえば「正確度」となります。一方、「信頼性」とは、再現性や精度と同じ意味で、科学的というからには、この両者ともに高くなければならない、といわれています。

臨床医学研究のように人間を対象とした研究では、科学的妥当性を低下させないような実験手法をとると倫理上で問題を生ずるのが普通です。人間を対象にする研究で科学的妥当性の最も高い研究手法は、前述した無作為化比較対照試験（ＲＣＴ）といわれています。

ＲＣＴを行う場合は、まず、ＲＣＴを行うべき研究かどうかを判断しなければなりません。最先端の臓器移植技術のように、これをしなければ患者が死亡するとか、また、開発のごく初期に試みられる新技術・臓器移植などの場合は、ＲＣＴはむしろ行うべきではありません。また、すでに、長い間の臨床経験から、その効果がはっきりとしている治療法は、これまでＲＣ

Ｔで証明されたことがないからといって、改めてＲＣＴをやる必要はないのです。昔からよく使われている心臓の薬、ジギタリスがよい例でしょう。二番目に、ＲＣＴの対象人数、研究期間、費用、管理の可能性から見て本当に実施可能なものかどうかを事前に検証する必要があり、場合によっては、実施可能性試験（いわゆるFeasibility Test）を行う必要があります。三番目が最も重要視されているもので、その研究に倫理的に問題がないかどうかです。人を対象として、無作為に患者や住民を振り分けること、それに対するインフォームドコンセントの取り方の妥当性など、厳密にチェックする必要があるのです。昔の大学病院における臨床研究は、そのような厳密さは「実質的に軽視（形の上では前述のコントローラーの例のごとく）」されていたことが多かったのではないかと推量されます。では、科学的方法により重点を置いて倫理的側面を軽視していたのかというと、実は、科学的側面をも軽視していたのではないかと思われるのです。何しろ、世界的にも認められて、この方法を使うべしとなって、日本中の臨床家・治験の研究協力者たちが理解するようになったＲＣＴが普及・実施されるようになったのは、残念ながら、日本では、そんなに古い昔のことではないのです。

疫学研究の疫病

私の専門領域の疫学に「疫学研究の疫病」という言葉があります。疫学研究は、実際に人間集団を研究対象にするもので、動物実験のような確実性の高い研究ではないのですが、人間を、しかも、多数の集団を扱っているということで、蓋然性（確率のこと）を大事にしており、それがこの研究の評価されるところです。一〇匹や三〇匹の動物で実験したものではないという理由から、新聞、テレビなどのマスコミによく取り上げられます。研究結果が確定しない段階で報道されることもあります。そもそも疫学研究というのは、病気の発生の状況やその要因を予測または推定するものであって、発病のメカニズムまで明らかにするものではないのです。しかし、報道では「〇〇を食べるとがんになる」だとか、「〇〇をするとがんの発生が二分の一になる」となります。タイトルの「疫学研究の疫病」とは、一般の人たちに見られる「不安病（Anxiety Epidemio）」の蔓延のことです。不安になる原因には、まず、疫学研究に内在する交絡因子（結果が確定しないこと）の存在、次に、人間を対象にして無作為振り分けが正確にはできないこと、そして、前述しましたが、疫学研究が常に一般の人たちに身近なテーマを捉えているためメディア・バイアス（Media Bias／報道による真実からの偏り）が大きいこと、があげられます。その解決策としては、ＥＢＭによるメタ・アナリシス（Meta-analysis／既存の発表された複数の論文を分析して真実に近い傾向を知る方法）があります。メタ・アナリシスについての解説は省略いたします。

倫理性の判断基準

科学的妥当性の高いＲＣＴによる介入研究は、倫理上の問題を生じます。臨床研究のように患者を対象とする研究には、倫理性の判断基準として四つの大原則があります。具体的には、①良いことを行うこと、②悪いことを行わない、③自己決定権を尊重する、④利益と損害の公平な分担をする（治療には効果もあるが副作用もありうるので、それを適切に天秤に懸けるという意味）、の四つです。この判断基準は、まったく問題のない、当たり前のことです。しかし、研究する上で倫理上の配慮をするといっても、一見人間にとって普遍的に同じ価値観と思われているこれらの四つの原則に準拠する「医の倫理」も、日本の倫理と世界の倫理は、決して同じではないのです。宗教、民族、地域、国の歴史、科学技術のレベル、場合によっては経済状況でも、「倫理」は異なることが少なくないのです。日本では「良いこと」でも、ある国では「良くないこと」と考えることもあるし、その逆もあります。脳死を前提とした臓器移植に対する各国の違いを思い出してもらえればすぐに理解できるでしょう。

インフォームドコンセント―個人情報保護と公益性―

インフォームドコンセントの果たす役割として、まず、患者や受診者が医療や検診の主体であることを認め、自己決定権が尊重されることがあげられます。次に、医療や検診の質を高め、効果と安全性が高まることが期待されます。患者や受診者は自分の好きな方法を選択することができ、そして最終的には、患者と医師、検診受診者と実施者の信頼関係が高まることになります。近年、疫学や臨床研究で、人やウイルスの遺伝子を解析する研究に関する報道が頻繁にありました。一方、先端医療技術が進歩すればするほど、社会医学面からのアプローチが重要視されるようになります。医療の場での情報公開と、個人情報の保護に関する法律における個人の権利と、予防医学のような重要な公共の利益との狭間で、せめぎ合いが予想されるのです。

多くの医療は、まだまだ不確実性を持っています。その中で現場の医師たちは、判断をしなければならない厳しい環境におかれています。最近のインフォームドコンセントでは、手術の合併症の確率や万が一の死亡する場合の確率を数値で示して説明することが多くなってきました。はたして、患者や家族は、〇・〇三%とか、〇・〇〇〇一%という数値を理解できるでしょうか。仮に理解したとしても納得して同意するでしょうか。

個人情報保護と地域がん登録

個人情報保護と学術研究の公益性との議論の中で最もしのぎを削っているのは、地域がん登録システムに関してではないでしょうか。日本人のがんが年間何万人発生（罹患）し、その患者たちがどのような転帰（そのがんで死亡するのか、別の病気で死亡するのか、二つ目のがんに罹るのかなど、一般に予後といわれています）であるかを知るのは、医学的にも、がんの治療に関わる重要な情報です。また、がんに罹るのはどうしてなのか、食事やたばこ、飲酒、その他の生活習慣とどう関わるのか、東北地方の人々と九州の人とはどうしてがんの種類がこれほどまでに違うのか、子宮頸がんが減少したといわれるが、若い女性に増えているのはどうしてなのか、最近の乳がんと前立腺がんの増加は関係があるのか、環境問題はがんと関係ないのか。これらの情報は、われわれが知らずに得ている情報のようですが、実は、日本で行われている数箇所の地域がん登録のデータから得られるもので、がんの予防方法、治療方法、ケアの方法まで知ることができる日本人の特権のようなものです。がんに関する医学の発展もこれ（がん罹患情報、つまり地域がん登録事業）なくしては、何もできないといっていいでしょう。新しくできた個人情報保護法には、このように、公益的な学術研究においては、これらの個人情報を厳密に選別された資格のある人については、許可を得て使用することが認められているのですが、一部には「個人情報の保護」に敏感に反応する方々（地域の医師も含む）の影響で、これまでスムースに行われてきた県レベルの地域がん登録が、休止したり、普及に抵抗を感じるところもあると聞いています。

幸い、平成一八年の国会で成立した「がん対策基本法」の要綱を見ると、がん対策推進基本計画等の策定が、都道府県に義務付けられ、医療計画、健康増進計画、介護保険事業支援計画その他の保健医療福祉に関する計画と連携が保たれるものとするとなっており、さらに、地域がん登録の制度化に関しては、がんの告知や個人情報保護の観点から自民党が難色を示したために、「国、地方公共団体等は、がんの罹患、転帰その他の状況を把握し、分析するための取り組みを支援し、がん医療に関する情報の収集提供体制を整備するとともに、がん患者及びその家族に対する相談支援等を推進するために必要な施策を講ずるものとすること」としています。すでに一部自治体が実施している地域がん登録を推進整備することであるので、一歩前進と考えてもいいのではないでしょうか。

疾病の疫学情報は、結局、その情報を提供する住民の健康対策や疾病予防に極めて多くの役割を果たしていることを思えば、「がん対策基本法」の成立・実施を歓迎するとともに、「登録」の重要性に対して、国民の理解がさらに進むことを期待したいと思います。ドイツでは、昔からある団体の意向が強く、個人情報をあまりにも厳密に保護したために、学術研究、特に疫学研究はまったくといっていいほど世界に発信されてはおりません。ですから、ドイツのがん罹患については何も分からずじまいなのです。

臨床試験の倫理的配慮

医学は常に進歩しています。今まで常識的であった治療法が一夜にして否定されることだってあるのです。大学や臨床教室の長い伝統で行われてきた手術方法は、はっきりした新しい根拠が示されない限り変わることなく続けられていきます。たとえ、その方法が後から見て間違っていたものであってもです。その方法を否定する根拠のある科学的な臨床研究の結果がなければ、いつまでも続くことになるでしょう。近年、がん治療の見直しが盛んに行われています。抗がん剤、放射線療法、手術方法など多くの分野で大規模な多施設共同研究が実施されています。

平成一六年一月七日に行われた、平成一五年度厚生労働省がん研究助成金による研究中間報告会で「共通プロトコールに基づいた膵がん外科的療法の評価に関する研究」の発表がありました。リンパ節や神経叢の広範囲郭清を行ういわゆる膵がんの「拡大手術」の有用性評価をＲＣＴで検討したものでした。結果は、四五例の標準手術に比べて、四六例の拡大手術の方が、患者一人当たりの手術時間が約二時間以上多くかかり、出血量が平均七〇〇CCも多く、術後の下痢が必発して患者の満足度が低下し、しかも、予想に反して、一年および二年生存率が拡大手術でそれぞれ四六・八％、三六・六％となり、標準手術の八〇・四％、四〇・二％よりも有意に不良であることが判明しました。そして、主任研究者の結論は、「今後さらに症例を積み重ねても、拡大手術の成績が標準手術の成績を上回る見込みはほとんどない」と判断して、症例の登録を中止することになったのです。

同僚に知らせる責務

大切なことは、このような結果を知った医師は、医の倫理の一つとして「同僚に対して知らせる責務がある」ということです。そして、拡大手術を中止することです。この研究班の主任研究者（班長）は、シュナイダーマンらのいう「医師はまた、『医学的に無益』という結果も尊重されなくてはならない」（参考文献1）と、彼の提案「臨床家は（それが個人の経験であっても、仲間との共通体験であっても、出版された経験的データからの考えであっても）、最も新しい百症例において、その治療法が有用でなければ、それは無益と結論すべきだ」（参考文献2）を着実に実行したものと考えていいでしょう。

また、繰り返しますが、**科学性を高めようとすると、倫理性を低くすることが多く、倫理性を高めれば、科学性を損なう傾向が出てきます。**この矛盾に目を向けて熟慮しなければならないのです。当然のこととして、倫理性を考慮するあまり、科学性の低い研究結果、あるいはエビデンスのない不確実なやり方から得た新薬、ワクチン、治療方法などをそのまま人々に応用するのは倫理的ではない、といっていいのではないでしょうか。

粉飾研究と論文捏造・盗用

近年、国内外で話題をさらった事件がありました。粉飾研究と論文捏造・盗用です。科学性と倫理性などを議論する以前の話です。しかも、世界的にも、国内的にも有名な大学所属の有名な教授たちが行っていたのにはあきれ果てます。功を焦るとあんなことまでやってしまう人間の弱さというか、科学者の品格の下落はどうしたらいいのでしょうか。この議論はあまりにも資料が多すぎるので、本著では個別の事例について深入りしません。

東京大学先端科学技術研究センター協力研究員の河原ノリエ氏は、米国取材からResearch integrity（研究の公平性）について、Medical Tribune（日本語版）に紹介しています（参考文献3）。その中で、Natureの論文（参考文献4）を引用する形で、米国の研究者（米国国立衛生研究所から研究資金を得ている研究者）にも「研究データの偽造または〝でっちあげ〟」が〇・三％（調査した三二四七人中約一〇名に相当）もあるという結果を紹介しています。研究者の功名心や経済的な利益相反（Financial conflict of interest）は、研究者も人間である以上ゼロということはない、ということを示しているのでしょう。これは医学・生命科学系研究に限ったことではなく、巨大な研究費を必要とする、いわゆるビッグプロジェクトには有り勝ちなことで、宇宙航空科学、天文学、原子力研究、特殊金属の開発研究、通信工学、ナノテクノロジーを含む領域でも起こりうることでしょう。日本で報じられた論文捏造事件では、研究助手の実験ノートが紛失したことになっていますが、河原氏の論説の中で興味深い記述に「ページが刻印されたノートに誰が後から読んでもわかるように実験メモを取ること。前後の入れ替え可能なルーズリーフの使用は論外で、実験ノートの日付けは重要視される」というものがありました。私自身は、疫学を研究領域にしていたため、いわゆる「実験」というものはなく、実験ノートを作成するということもなかったのですが、重要なアドバイスではないかと思います。さらに、氏の米国取材の中から得た有意義な点として「何よりも、組織のトップが、research integrityを重要課題と認識することだ（中略）」「患者は医学研究への協力において、知的財産権を放棄している。研究者といえども聖人ではないが、『公』という重みに自らを律して身をさらす覚悟がなければ、患者が提供した情報の上で研究を続けていくことはできないのだ」と述べています。まったくその通りであって、がん研究に不可欠な地域がん登録情報（前述）も、同じように研究者の覚悟が求められるのです。

［参考文献］

1. Schneiderman LJ, *et al.*: Medical futility; Its meaning and ethical implications. *Ann Int Med* 1990, **121**, 949-54.
2. マイロス・ジェニセック著、青木国雄ら訳「疫学、現代医学の論理」、六法出版社、一九九八年、二三四頁
3. 河原ノリエ「research integrity、医学研究の公平性を考える（上、中、下）」、Medical Tribune（日本語版）、二〇〇六年三月一六日、二三日、三〇日号
4. *Nature* 2005, **435**, 737-738.

第9章　なぜ医師不足が解消されないか

医師不足の現状

日本の医師不足については、第1章でも述べましたが、最近の深刻さは度を越した様相を呈しています。新聞・テレビなどのマスメディアの取り上げ方は連日のごとくです。おそらく他の地方地域でも同様だと思われますが、東北地方の医師不足は深刻です。平成一八年四月に放送されたＮＨＫテレビ「こんぱす東北の課題『どうする医師不足』」の中でも多くの視聴者を交えた様々な議論がありました。なぜ東北地方で医師不足が生じるようになったのか、その原因（要因）と解消策を探ってみたいと思います。

宮城県の現状（平成一六年）を見てみます。医療法に定めた法定医師人員の充足率は民間を含む病院全体では、全国平均で七五％、宮城が平均で五〇・七％となっており、これを見てもかなりの低さです。その内訳は、最も高い仙台医療圏が七五％で、それでもやっと全国並みです。気仙沼・登米地区医療圏で一四・三％、仙南医療圏で三〇・八％、栗原医療圏で七〇％となっており、地域差が激しいことが一目瞭然です。三一箇所（県立病院を除く）の自治体病院のうち情けないことに標欠病院になっているのは二〇施設もあり、標準数を満たすためには、まだ七六・三人の医師が不足している現状です。そのうち県の医師需要調査による内訳を見ると、欠員補充に必要な医師数は二六・四人（一一病院）、診療の充実に必要な医師数は五〇・四人（一七病院）で、合計一三〇・九人（二〇病院）が不足しています。緊急に必要な医師数の多い順に見ると、内科（一九人）、産婦人科（六人）、消化器科（四人）、小児科（四人）、麻酔科（四人）となっています。地元に東北大学がありながら、この有様はどうしたというのだ、という県民、住民の叫びが聞こえてきます。それには、次に述べるような様々な原因・理由があります。

医師不足の原因

地域における医師不足の原因には様々なことが考えられます。複合的要因が、入り組んだ紐のようになり、解きほどこうにも絡み合っていて、やっといい紐を手繰り寄せたと思うと、その先には、また同じような難問がくっついていたりするのです。

しかし、こうなったら何でもいい。やれそうなこと、無理だと思われることでも、皆で考えてみようではないか、と提案したいと思います。調査も必要だし、外国との比較も重要ですが、解決できそうな、皆がなるほどと考えるような根拠と案を集めるのです。必要なら、解決策の障害となっている法の改正にも迫ってみるのもいいのではないでしょうか。「知があれば知恵がわく」、一人よりも二人、三人よりも皆で考えた方が良いのです。ここでは、ほかですでに実施していること、これからやろうとしていること、様々な情報を探して、常識的でないことも含めて思いついたことを羅列してみました。順不同で、系統的ではありませんが、ちょっとした参考になれば幸いです。とにかく、これまでのシガラミを捨てて何でもやってみることではないでしょうか。

まず、医師不足に至った要因・原因を羅列してみます。これも順不同です。

① 医療の高度化

医療は常に進歩します。高度化され複雑化されると、当然ながら専門の知識や技術が必要になります。医師の数も必要となり、その結果相対的に別部門や従来の部門が手薄になります。おまけに若い医師は新しいことをやりたがります。

医療の高度化と医師不足との関連で、最も影響を受けているのは放射線科でしょう。がんの治療で放射線治療の占める割合が外科治療と同じくらいになっているというのに、それを担当する専門医が極端に不足していますし、そもそも専門医を育てる大学の中に放射線治療専門の教授を配置している大学が、日本ではあまりにも少なすぎるのです。一方、放射線診断機器の進歩は目覚ましいものがあり、各医療機関が競って新しい機器を設置し、検査自体が病院の収入になるため、多くの診療科から検査の指示が出るものの、それを読影する放射線診断専門医が不足し、需要に合わせた人員配置（助手などの増員）ができない仕組みになっています。その結果、地域の中核病院やがん診療拠点病院への専門医の派遣ができなくなって教授たちは悩んでいるのです。このような事例は、放射線科だけでなく、多かれ少なかれ他の診療科でも見られることです。

②　大学医局の弱体化

大学の権威・権限、言ってみれば医局・主任教授の権限ですが、これが以前のようにはいかなくなったのです。教授の命令一つで地方の病院へ赴任して行った若い医局員は、地域医療に大きな貢献をしてきたことは事実です。好みなどはいっていられなかったわけですから、人権上とか職業安定法上云々、といっても始まりません。とにかく、それで地域の医療は確保され、若い医師の後任も大学医局から確実に補充されてきたのです。それが、今はできなくなったというわけです。

良し悪しは別ですが、その大きな要因は、前述したように平成一六年度から始まった卒後臨床研修必修化策です。聞いた話ですが、大学（文部科学省）に集まり過ぎていた医師をできるだけ大学以外に出そうと画策した厚生労働省のたくらみが成功した、という人もいます。色々な経緯はありましたが、研修が必修化されると読んで、充実した研修プログラムやカリキュラムをすでに準備していた公的病院や民間病院に、結果的に、多くの研修医を取られてしまったといわれています。このこと自体は、多くの病院の研修レベルが上がったとして歓迎すべきでしょう。しかし、その結果、大学の医師不足は自前の診療や研究・教育にも差し支える状況に陥り、やむを得ず、関連病院から医師を引き上げさせざるを得なくなったのです。そのため、手ごろな大・中都市の病院はともかく、今まで医局の派遣だけに頼っていた地方の病院の医師不足が深刻化し、小児科や産婦人科の診療科を閉鎖した病院が出てきました。

③ 診療科の偏在

医師が自分のやるべき診療科をどう選ぶかは、まったく医師の自由です。もちろん、収入、労働のきつさ、勤務場所、人間関係、将来性、仕事の自由度、訴訟の多さ、仕事の危険性、生き甲斐、国際性、など様々な理由で選びます。しかし、誰一人として、今、日本で必要な○○

診療科の医師数がこれくらいだから、と考えて選ぶ人はいません。

そもそも、厚生労働省でさえ、また、関連学会でさえ、日本におけるある診療科の適切な必要医師数を考えて、それに向けて調整しているわけではありません。好き勝手に選ばせているのです。そのため、その偏在の著しさは異常なほどで、逆に、医師需給から見た市場主義、市場経済主義が現れてきているのです。これとて良し悪しは別です。新聞報道での論説の中に、一方では麻酔科医、小児科医、産婦人科医が少ないというのに、心臓外科医や肺がん外科医数が、必要数の前者で十数倍、後者で三倍もいるという人がいると紹介され、もう少し患者の利益に立ったバランスが考慮されてもいいと思う、というものがありました（参考文献1）。

④　地域偏在

ものごとを平均値でいうと真実が見えなくなってしまいます。日本の医師数も厚生労働省は平均値でいうと決して不足してないというのですが、今、東北や北海道で悲鳴を上げている医師数の地域偏在は生易しいものではないのです。全国の医師数平均は人口一〇万対二一二ですから、宮城県のそれが二〇一となっていれば、ああそんなものかとなるのですが、人口百万人を越える政令指定都市の仙台医療圏の医師数は東京並みの三〇五です。それに引き換え、黒川医療圏（仙台の北隣の医療圏）では人口一〇万対九六という低さです。その他の医療圏も一〇六から一二〇程度で、仙台市以外は全くの医師過疎地となっていることが分かるでしょう。それはひどいものです。子供の救急患者が自分の医療圏では診察を受けられないところもあるし、お産ができない市町村が少なくありません。これは、宮城県に限らず東北地方、北海道でも同じように見られる現象です。医師が勤めてもいいとなる地域は地方でもせいぜい東北新幹線が停車する駅があるとかで、少しでもそこから離れてしまうと若い医師は赴任しなくなります。それは、子供の教育のためとか、自分の医師としての技術向上のためとか、一診療科に一人赴任では過労状態から燃え尽き症候群になってしまうとか、色々な理由があるでしょう。とにかく「生活に不便な地方」へは誰も行きたがらないのです。昔のように、大学教授の強権発動で若い医局員を「トランクに出す」など今はできないのです。職業安定法でさえ禁じているのです。職業安定法の施行規定には「支配従属関係下での就職斡旋を禁じる」とあり、数年前、北海道の事例を発端に全国的に話題となった大学院生の名義貸しに関連して、平成一五年六月、厚生労働省の通達として、全国医学系大学などに対する調査の依頼とともに、疑惑があった場合に対する「名義貸しに関した医師の行政処分」の方針などが出されているのです。

都会では、セカンドオピニオンが必要だとか、何とかいっていますが、地方では、ファーストオピニオンさえ受けることができないのです。結局、都会の人たちは、地方の住民のことなどは、コレッポッチも考えてくれないのです。ある地方の方がしみじみといっておりました。

本当にそうなのです。「地方でできることは地方で」といわれても、できないことはできないのです。では「官から民へ」となるのでしょうか。この複雑な医療問題は、地方（地方といっても、県とさらにその下の市町村の関係があります）と中央（国会、中央行政）、さらに、医学会、医師会、財界、地方行政代表六団体、住民が、真剣に議論しないと成り立たない問題ではないでしょうか。

⑤ 医療費の抑制策が地方の病院を廃止に追い込んだ

地方自治体の経営する多くの病院は、不採算医療や政策的医療を担当しています。初めから黒字になるような医療だけだったら民間医療機関が黙っていてもやるでしょうが、自治体病院は赤字になる医療を担当するからこそ地方公営企業法に基づく病院経営をしているといっても過言ではありません。だからといって赤字で良いわけはありませんが、どんなに切り詰めても効率化を図っても、国のほうで診療報酬点数を減額したり、勝手に交付税額の算出基準を変更されたりしたのでは、経営はうまくやれません。

おまけに医師不足による医業収入の減少と、さらには、医師数が法定標準数より少ない場合、「標欠病院」という情けない名前になって診療報酬収入までもが減らされるのですから、泣きっ面に蜂のようなものです。赤字が膨らめば、いくら自治体病院、公的病院だと威張ってみてもどうにもなりません。本当の赤字を続ければ資金繰りも持たなくなり、本体である自治体の財政にも影響を与え、最悪の場合は共倒れになって、不良債務の病院と準用財政再建団体という汚名を着せられて一巻の終わりです。そんなところに勤めたくはありませんから真っ先に辞めていくのは医師です。地域全体の医師不足、医療不足に拍車がかかって悪循環に陥ります。書いていいても情けなくなる話です。

⑥ 出身地へ帰る医学生が増えた

一人前の医師になってからの話ではなく、大学医学部卒業後の臨床研修を受ける場所からして、最近は変化していることが報道されています。東北地方の大学の調べですが、臨床研修を地元で受ける「地元定着率」がここ五年間で五〇%から三〇%に低下しているというのです。東北大学の場合は、地元を「宮城県地域」ではなく「東北地方全体」に括ると、それでも七〜八〇%とまだ高い割合を示しています（参考文献2）。

⑦ 医師も患者も専門医志向

最近の患者は、ちょっとした病気でも専門医にかかろうとします。大病院はそれでなくても忙しいのに、輪をかけて忙しくなります。地方での医療は、専門医の狭い技術だけでは通用しないので、ある程度のことはどの領域でもこなせる、いわゆる「一般医」が必要となります。しかし、これの担い手は少ないし、医師の間では、専門医に比べて格下と見られがちで、患者の方でもそのように見ているのです。結局、ある部分に特化した診療しかできない専門医が増え、その結果、医師の不足感が増すというわけです。

⑧ 過重労働と訴訟の多さ

医師の過重労働については何度も出てきたのでここでは省略しますが、医療訴訟の件数は毎年増えています。一九九四年度の医療関連民事訴訟の提訴件数は、全国で四八八件だったものが、二〇〇四年度では一一〇七件と格段に増加していますし、医療事件として送検された件数も一九九九年までは年一〇件以下だったものが、二〇〇五年には九一件に増加しています（参考文献3）。

医療側のミスのために起こる医療過誤に対して、患者や家族が間違いを正して訴えるのは当然のことでしょう。しかし、もともと不確実性の世界である医療に対して、患者や家族は「完璧さ」、「確実性」を当たり前のように求めます。そのギャップが著しいために、医療側から見ると「こんなことまで訴えられて」ということはよくある話です。その結果、医療は萎縮します。やってみれば助かるかもしれないが危険もある医療行為を躊躇することになるのです。特にリスクが多く、産科、小児科、麻酔科のような診療科の医師になることを考えてしまいます。診療科の偏在が起こるのです。

⑨ 患者が多すぎる

そもそも患者やベッドが多すぎるのではないでしょうか。欧米に比べて日本の病床数は極端に多すぎます。どの国と比べても人口当たりのベッド数が多いのです。相対的にベッド当たりの医師数が極端に少なく、患者の平均在院日数も長くなって、いわゆる社会的入院患者のために医師が多忙となり、もっと医師自身の技術が必要な救急や高度医療への手が回らなくなっているのです。患者が多いのは、日本人の人口高齢化が原因ですが、世界に冠たる医療制度を持ち、国民が気楽に医療を受けられるような仕組み（だった）があるのですから、少しは予防に気をつけてもいいのではないでしょうか。

最も医療費を使い患者も最も多く死亡者数も多い生活習慣病は、その半分以上は予防ができるのです。早期発見による早期治療も二次予防といって立派な予防策です。ところが予防の効果は罹患率や死亡率で見ても、また、医療費の減少効果から見ても、その効果がはっきりするのは五年〜一〇年と経ってからです。

【予防のパラドックス】

予防しても何も変わらないのです。本当は変わっているのにそれに気が付かないし、人々は、気が付こうともしないのです。放置すれば病気が発生したかもしれないのに、生活習慣を改善して予防すれば病気は発生しません。何も起こらなかったことが実は「変わったこと」なのです。しかし、誰も気が付きません。だから予防対策にお金をかけようとはしないものです。これを「予防のパラドックス」といいます。北海道のある町で、生活習慣病の予防に力を入れて頑張っていた若い医師と町村合併で新しく首長になった市長の意見が合わず、つまり「予防のパラドックス」の重要性に気が付かない市長の態度に、意気消沈した医師がその町を離れるというところにまで来てしまった話が報道されていました。患者が多すぎることも要因ではないかと考えていますが、予防の大切さを皆でもう一度考えてもよいのではとつくづく思います。

⑩　ミニ総合病院を作りすぎた

民主主義が地域の医師不足を促進した、といったら言い過ぎでしょうか。住民は選挙によってその地域の首長を選びます。当然候補者は何かしらの公約を発表します。最も選挙民から受けの良い公約は「医療の充実、住民の安心・安全を守るために、私は全身全霊を傾けて、この古くなった診療所を病院に建て替え、多くの診療科を開設したいと考えております」といったもので、これでは当選確実です。そして色々な過去のよき制度にのって、また、公約実現のため、多くの診療所や小さな病院がミニ総合病院化してきたのです。交通事情の悪かった時代はそれでも理由があったと思います。しかし、隣の町に車で一〇分や一五分で行ける場所に、いくつものミニ総合病院を作って運営し、医師の奪い合いをするなどは滑稽です。私も昔赴任したことのある宮城県北部のある郡は八つの町からなっていますが、そのほとんどが人口一万足らずの町で、二万を超える町が一箇所あるのみです。郡全体の人口は八万人程度なのに、五つの町立ミニ総合病院と一診療所を有しているのです。それぞれの町民がおり、首長がおりますから、前述したように、例によって、「おらが町の病院」にさえ医師が来てくれればいいわけで、医師の奪い合いが始まります。大学への医師派遣のお願いは、まったく別々です。首長と院長の手腕が問われていたのです（その後、町村合併により、他郡の一町を加えた九町合併により平成一七年四月から新しい市になっています）。

このような背景から、地方自治体（町の病院）から国（大学医学部の関連講座）への寄付が生じたわけです。地方財政再建促進特別措置法（いわゆる地財特措法）違反だと分かって、全国的な問題になってしまったのです。I県のある市立病院では、医師派遣を確実なものにするために、わざわざ市議会の承認を得て「寄付のような」支出を予算化し、それをもって医師を派遣してもらっていた院長の出身大学に寄付（形は色々あったでしょうが、詳しくは承知しておりません）をしたのです。ところが、逆に、ある診療科の医師を引き上げられてしまい、これではやっていられないと、退職した院長がいました。そのうちに、ナントカマンが騒ぎ立てます。ナントカマンは正義感よろしく、法律違反が少しでもあると、頼まないのに住民訴訟を起こしますが、その結果、院長や副院長が辞職して、後で困るだろう住民の医療のことは絶対に考えてくれないのが普通です。そんなことを考えるのは、行政や大学の役目だといいます。まったくその通りですから頭が下がり、かつ心から尊敬してしまいます。

この地域（郡）にどれほどの医療需要があって医療資源はどれほどか、開業する医師会員の構成や数も考えた適切な地域医療のありようはどうなのか、誰も真剣には考えてこなかったといっても過言ではないでしょうか。

医師不足解消策のいろいろ

これも順不同に並べてみました。これらは私の賛成するものばかりではありません。医師の立場から見たら、到底賛成できないものも含まれているし、同様に厚生労働省や文部科学省、あるいは医師会から見たら、とんでもないというものも含まれています。ともかく、これまで議論されてきたこと、されてこなかったことなどを含んでいます。（　）の中は参考にしたある県の年度の予算額を示しています。おっ、これは参考になるかも、と思われれば幸いです。

① 診療科限定の修学資金制度

小児科・麻酔科に限った就学資金による医師確保対策（W県、二五〇〇万円）

② こころのレスキュー隊設置（同、二〇〇万円）

③ ドクターヘリ運営（N県、五六〇〇万円）

④ N治験医療環境づくり事業（同、四〇〇万円）

⑤ ドクターバンク制度

県の医師に採用し、二年間の地方勤務と一年間の自由研修をセットで運用（M県、すでに四名を採用し実効が上がっている）。なお、ドクターバンク制度という名称が同じでも、使用している県によっては、内容がまったく異なる場合があります。

⑥ 医学生への高額奨（修）学金制度

月二〇万円を給付し貸与期間と同じ年数を勤務することで返還不要とする（同）。その他、就学一時金貸付制度（M県K市、一人に入学金七六〇万円、三年間勤務で全額返還免除、定員三名に実績二名）があります。

⑦ 過剰な勤務の解消

当直や宿直の翌日の外来を休診にしてでも、医師に休暇を与える。これは、住民に理解を求める方策で、住民は、休診になって初めて事の重大さに気が付くでしょう。

⑧　大学に地域医療システム学講座を設置する

寄附講座（三年限定）の設置事業（M県、四〇〇〇万円）で、直接的には医師不足解消にはなりませんが、大学が地域医療政策を大所高所から考察し、病院再編成の指導的役割を発揮することを期待しています。

⑨　地域医療医師登録紹介事業（同、六〇万円）

⑩　県の行政組織の新設

県保健福祉部の中に医療健康局長（部長級・医師）、医療整備課に医療対策専門監（事務・課長級）（同）の組織を新設し、行政が本気になっているという形を示すことと、実際に、四六時中地域医療について考えていることが大切でしょう。

⑪　大学の医師養成機能と医師派遣機能の強化と新設

実際に、T大学地域貢献検討委員会の発足、地域医療教育開発センター、地域医療支援機関などの設置、また、大学病院の救命救急センター運営に救急医師養成の委託をする（同、四〇〇〇万円、三年間の債務負担行為を得た）。

⑫　医師の一定年限の地方勤務もしくは特定診療科勤務を義務化する

国立大学または公立大学を卒業して医師資格を得た者について、一年ないし二年間の地方病院勤務か、小児科や産科医としての勤務を義務付ける考え方です。この問題については厚生労働省の「医師の需給に関する検討会」で色々と議論されたようですが、地域偏在と診療科偏在の是正策としての一定期間の勤務や診療科選択の制限については、賛意は得られておりません。将来の検討ということになったと聞いています。

⑬ へき地医療、救急医療などの診療経験を病院、診療所の管理者の要件とする

この問題は、すでに厚生労働省の社会保障審議会医療部会で議論され平成一八年度の国会に提出、平成二〇年度から実施したいという計画を描いていたものの、賛成、反対、慎重論が続出し、意見を集約できずに終わったと聞いています。反対や慎重論の意見にもそれなりの理解ができるものの、「ではどうするの？」という問いには誰も答えられないのです。再度議論をしてもいいのではないかと考えています（参考文献4）。

⑭ 都道府県の医師需給の適正化と保険医登録の調整

これも厚生労働省の「医療計画の見直し等に関する検討会」で議論されたと聞いていますが、地域あるいは医療圏ごとの診療科別の適正医師数を設定し、その限度数までは保険医登録を認めるが、超えた場合には保険医登録を認めないというやり方で、かなり乱暴な制度ではあるもののの実効性はあるかもしれません。もっとも、これが決まれば経過措置や猶予期間というものの

が設定されるので、その期間に駆け込み保険医登録がなされ、かえって地方の医師が不足して、ますます混乱する可能性があります。

⑮　医学生の定員増と地域枠の設定

医学部の定員増は、短期的には医師不足解消の効果は期待できず、むしろ中長期的には医師過剰をきたす、といわれてきました。しかし、医師が過剰になっても地域間格差は縮小しないことから、最近、厚生労働省の検討会では、一部大学医学部の定員増の検討が必要と提言しています。また、地域枠については、全国の数大学ですでに実施されています。地域枠といっても、学生募集総枠の中に位置づけるのか、枠外にするのかで、違ってくるのですが、多くは前者のやり方です。

⑯　女性医学生の割合を考慮して学生枠を増加する

卒業生に占める女医の割合を考えて学生枠を増加することです。

⑰　自治医科大学生の義務年限を延長する

自治医科大学卒業生には常日頃お世話になっている立場の私がこんなことを書くと関係者からお叱りを受けそうですが、ここでは、地方の医師不足を解消するために、何でもありの提案をしたいと思いますので、どうかご了承いただきたいと思います。

自治医科大学医学部修学資金貸与規定第七条の義務年限は修学期間の二分の三に相当する期

間、実際は九年間ですが、これをたとえば、二分の四（一二年間）にするなどの改定を行うことです。もっとも、簡単にはできませんので全国知事会などの全都道府県の総意としての合意を得る必要があります。そうすれば、自治医科大学の規則改正に向けた検討が行われることになるでしょう。

⑱ 防衛医官の地域病院での臨床研修

平成一八年度からM県O市民病院で実施されることになりました。防衛医官は、医療対象の大半（全国の一七の自衛隊関連病院のうち一三個所）が自衛官とその家族に限られるため、臨床経験の不足が課題となっており、地方の中核的病院で臨床経験を積むことと、地方の医師不足の間接的解消策となることなどがマッチして実現したものです（参考文献5）。この仕組みが、もう少し拡大されると、間接的ではありますが、医師不足解消策に寄与するのではないかと考えられます。

⑲ 若い医師に対する地域住民の暖かい対応

研修のために休暇を取ることや、たまには夏休みを取れるくらいの理解を示すことが必要でしょう。

⑳ 医師不足の診療科の医師の給料を市場経済主義に基づいて決める

「医師確保はお金ではできない。高い給料で確保しても、医師は、さらに高い給料か、他のいい条件で離れる」という研究結果を導き出した佐野洋史らは、ヘドニック賃金アプローチによって、医師は、賃金が低くても高度な医療技術に触れることを好むことが明らかに示された、と述べています（参考文献６）。

一方、麻酔科の医師確保についての市場主義に関する意見の中に、「（中略）結果として麻酔医の待遇が改善され、麻酔医の生活が向上すれば、麻酔医への志望者も増え、徐々には麻酔医数も増加することになるであろう。（中略）医師の人材市場がビジネスとして離陸したことは日本の医療社会の近代化への出発となるという認識が一方では存在する。（中略）スポーツや芸能と同じように年間億円レベルの収入の専門医たちがいてもちいともおかしくないはずである（Ｍａｒｋｅｔ　Ｆｒｏｍ　Ｊａｐａｎ、ライブＮＯ２４０）」という意見もありました。

しかし、市場主義への方向は時代の流れかもしれませんが、数億円の年収を得る医師がたまいることに異論はないとしても、そのような収入を目指すことが、はたして国民の納得を得られるかどうかは別の問題です。

㉑　地域医療の連携強化

Ｍ県方式といわれているものですが、複数の急性期病院がコアになって「地域連携クリティカルパス」を作ることです。

㉒　病院の再編成

実は、これが一番効果的ではあるものの、合意が形成されるには一番難しいところでしょう。市町村合併で、同一の行政組織に入れば最も簡単ですが、国と市町村、県と市、別な市町村同士、との再編は難しいと思われます。NHKテレビで紹介されたM県のO市（一市六町の合併でできた新しい市）の場合は、同じ行政組織中での再編成（四病院と一診療所）であったために比較的容易だったと思われますが、実は郡市医師会の組織は、別の二組織からなり、一部は股裂きになったと聞いています。医師会の理解と協力でうまくいったと理解しています。救急医療は、医師会の協力がなくては成り立たないのが実情でしょう。それがあってこそ救命救急センターが活躍できるのです。

一方、再編が理想的ではあるものの、二つ以上の別な自治体同士で再編する場合には、前述したとおり、その手順に細心の注意が必要です。手順で躓くことが少なくないのです。しかし、粘り強くやることが肝心でしょう。住民の既得権意識にも配慮が必要です。最後に面倒になると、全面的に民間への移譲などという話題になるので要注意です。うまくいった例として、いつもY県が話題になりますが、予想外の費用（県の費用、その他合併市町村の負担など）が尾を引きますので注意が必要です。たとえば、Y県O地区が取り入れた「サテライト医療施設方式（一県二市二町によるO広域病院組合）」が参考になるでしょう。つまり、三〇〇億円をかけて総合病院を作り、周辺にある四つの病院の機能を集中させたものです（Y県は、病院の整備費として八〇％を、管理運営費として五〇％を財政支出しています）。サテライト病院では、ベッド数を減らし、受け入れるものは慢性期の患者とし、また一部の外来だけにしました。手術はもちろんのこと、多くの検査もサンプルを回収して一箇所で実施し、医師は順に派遣しています。

㉓　特定診療科医師の適正配置・再編成（集約化）

病院の再編成と関係しますが、病院はそのままにして、特定の診療科の集約化や適正配置を行うことです。実際に小児科や産婦人科で行われています。しかし、それまで開設していた自治体住民の反対のためになかなかうまくいかないところもあります（F県のS市とM市の例）。大学医局が主導して行うところがほとんどです。一方、「医師の需給に関する検討会」で報告された長谷川敏彦委員の「需給推計案」では、医学部の学生定員数を増やしても対応は困難で、医師の適切な配置が重要であることが示されています（参考文献7）。

㉔　県市町村から大学への医師派遣支援金（または良医育成基金）構想

M県では結局、この構想は頓挫しました。人口一人当たり一〇〇円の出えん金（人口一万だと一〇〇万円というわずかな金額ですが、S市を除く市町村で負担すると合計は少なくありません）で、大学にとっては少なくない額ですが、大学から医師の派遣を担保する何もないということで、取りやめになりました。しかし、色々と問題になった地方の自治体病院から大学へ

［参考文献］

1. 佐藤好美、編集長から、バランスの悪い医師の数、産経新聞、二〇〇六年四月二一日号
2. 河北新報、東北の医学生、臨床研修地元離れ加速、二〇〇六年四月一六日号
3. 毎日新聞、うそつかぬ医療目指し「良心を守る市民の会」、二〇〇六年五月八日号
4. 小山田恵、医療法改正論議の中で、病院新聞、二〇〇六年二月一六日号
5. 読売新聞、防衛医官大崎市民病院へ、二〇〇六年六月一三日号
6. 佐野洋史他「医師の非金銭的インセンティブに関する実証研究」、季刊社会保障研究、第四〇巻・第二号、二〇〇四年一〇月
7. 読売新聞、二〇〇六年六月四日号、毎日新聞、二〇〇六年六月五日号
8. 伊藤恒敏、私の視点、朝日新聞、二〇〇六年四月一九日号

第10章　医学・医療・病院の品格

医学研究の品格

医学の研究は究極的には、最後に人間を対象にして結論を出すことになります。ある疾患の予防策を発見したとしても、その結果は、言葉は悪くて品がありませんが、「死なきゃ分からない」のです。ある治療薬の効果にしても、たとえば、抗がん剤の効果を見るとき、有効性は、普通、がん腫瘤の縮小率、再発率、何年か後の生存率、などで見ます。しかし、がん病巣が小さくなっても、生存率に変化のない場合もあるし、腫瘍はさっぱり小さくならないのに、患者はいつまでも元気なこともあるのです。

感染症のような急性疾患は、治療法が悪ければすぐに死亡してしまいますので、結果はすぐに分かります。そのため、有効性評価の指標として「致命率」を用います。これは、分母を患者（急性）数にして、ある一定期間中（一ヶ月とか一年以内）に死亡した患者数を分子にしてパーセントで表します。結果が早いからです。しかし、高血圧症とか、糖尿病のような慢性疾患では、すぐには死亡しません。そのため、中間評価指標として、血圧値、血糖値、合併症の有無、などを見ることになります。死ななきゃ分からないといって、これらの疾患の治療の有効性を死亡率で表すことはあまりしません。ところが、本来、一次予防といって疾病の予防に最も重要な「がんにならない方法や健康管理の仕方」については、有効な中間評価指標がないので、死亡率の変化でその効果を見ます。胃がんの早期発見・早期治療が本当に有効か、乳がんの視触診だけによる集団検診の効果とマンモグラフィ（乳房のX線撮影）による検診の効果はどちらが有効か、という問いに対しては、きちんとした研究デザインの下で数年間（五年以上から一〇年ぐらい）の経過観察後、それぞれの集団の乳がんによる死亡率で比較しなければ分からないのです。時間がかかるのです。また、死亡情報だけでなく、X線撮影した方に、乳がんの発生が多いということはないのか？という問いにも答えねばなりませんので、この研究には、死亡統計だけではなく、罹患統計が必要です。前述した地域がん登録のデータがなければできない研究なのです。そのような研究などしなくても、早期発見・早期治療は当たり前なのだから、理屈を言わずに検診をやれば良い、といって、莫大な国や県の予算さらに自己負担を強いて効果のはっきりしない検診をやってもいいものでしょうか。エビデンス（科学的根拠）を示してから行うべきです。

残念ながら、エビデンスを示さずに開始したものについては、改めて、有効性を証明する研究をすべきなのです。日本では、遅ればせながらそれらのがん検診の有効性（たとえば、子宮頸がん検診や肺がん検診など）を証明することができました。

世界的にも話題になった「βカロチンによるがん化学予防は有効でなかった」という結果は、われわれ疫学者を含めて、人間を研究対象とする生命科学者たちに、大きな反省を促しました。テレビでも宣伝されていた緑黄色野菜に多く含まれるβカロチンが、がんの予防に効果的であると誰もが信じていたのに、世界数ヶ国で行われた大規模ＲＣＴ研究の結果、驚いたことに、βカロチンを投与した群が、投与しない群（コントロール群）と比べて余計に肺がんになっていたことが複数の研究で明らかになったのです。これを中間解析の結果公表した研究者たちの度量に敬服します。また、それを受けてすぐβカロチンの投与を中止する勧告を出し、世界中で実施されたことも科学者の良心というか品格の出た措置だったと、同じ関係者として安堵しました。国立がんセンターが他県で行っていた同様の研究をすぐに中止したことも、納得しました。自分たちが「有効ではないか」と仮説を立てて、それを証明する数年がかりのＲＣＴ研究を「中止」にし、その理由を住民に説明して納得してもらうことは大変な労力なのです。しかし、内外の研究者たちは、敢然とそれを行いました。もし、この研究結果を公表せずにいたら、また、すぐ使用を中止しなかったならば、肺がん患者が増加することになり、無駄な、しかも莫大な費用が費やされたことでしょう。研究者の品格が出たところだと考えています。（注：βカロチンの化学予防薬としての単独投与については以上の通りですが、緑黄色野菜ががんの予防に有効であることは間違いのないことですので気を付けてください。数々の疫学研究で証明されています）

動物実験は、何か（薬、食事、運動など）の有効性を見る研究群と対照群（コントロール群）を比較するのですが、人間の寿命より極めて短いので、動物たちが死亡するまで待っても研究は可能です。しかし、一般的には、ある一定期間後に、強制的に死亡せしめて調査することになります。がんの発生個数の違いだとか、内臓の変化の様子、生理機能の変化、場合によっては分子生物学的変化の比較など、研究は比較的容易です。「死ななきゃ分からない」わけではないのです。

しかし、最後は人間で見るのが原則ですから、時間と手間隙がかかるのです。これらは医学研究に限りません。たとえば、小学校での教育方法の比較研究などは、大学を卒業しても分からないでしょう。中学時代の教室で行われた禁煙教育の効果が、高校卒業のときまでは効果があったのに、成人式のときの調査では効果に差がなかったという研究もあります。何しろ、時間がかかるのです。

ところで、医学研究の品格で述べておくべきは、動物実験に対する研究者たちの気持ちです。

実験動物には、マウスやラットのように小動物もおりますが、猫、犬、猿、羊のように中型や大型の動物も含まれます。歯学研究では猫が必要といわれますし、臓器移植の実験には大型の動物も必要になります。研究者たちは、決して、動物たちを、殺したくて殺しているのではありません。その証拠に、毎年、動物の慰霊祭を催しているのです。大学医学部でも行います。がんセンターの研究所でも行っています。不思議なことに、動物実験に直接関わらない多くの職員が参加して、菊の花を手向けて、手を合わせている姿が見られます。彼らの品格を感じます。動物愛護団体の方々にも一度、動物慰霊祭に参加していただくと良いのかもしれません。

もちろん、人間の遺体を対象にした研究も行われています。病気で亡くなった患者の病理解剖をはじめ、生前、本人が申請をし、医学生の肉眼解剖実習のためにと献体される尊い意思をお持ちの方々もたくさんおります。遺族の了解も得てのことですから、年に一度開催される医学部・歯学部共催の慰霊祭には多くの遺族、医学生、大学の研究者、医師会や行政の代表者も参加して盛大にも厳かに開催されます。そこでは、生命科学・医学研究のために捧げた多くの尊い献体者、病に倒れた方々、その方々のおかげで発展した医学・医療技術のために助かった患者の方々に想いを致して祈るのです。この時ほど、医学研究には品格が大切だなと、思わないときはありません。

病院の品格

病院にも品格があります。何事もそうですが、一見して品のある建物というのがあるのです。古くてもがっちりしているとか、新しいけど安普請なのがすぐ分かるような建物もあります。また、玄関から一歩中に入るだけで品格が分かる場合もあります。平成一四年四月、私は、T大学を定年退官してすぐに、宮城県病院事業管理者兼県立がんセンター総長として赴任しました。がんセンターの建物は建設後一〇年程度しか経っておりませんのでまだまだ立派なものです。しかし、玄関を入って最初に驚いたことは、待合ホールの一番景色のいいツツジの刈り込みの見える総ガラス張りの部屋が喫煙室になっていたのです。その部屋の天井からはたばこのヤニが垂れ下がり、茶褐色になった天井の変色は、喫煙室からはみ出て待合ホールの天井までグラデーションでもかけたように続いていました。公的病院としてはもちろんですが、がんセンターともあろうところが、と思いました。品格のなさでした。私が最初に指示したことは、まず、そのような喫煙室を取り払うことでした。幸い、職員や患者の理解もあったこと、翌一五年には、公共の建物は禁煙または分煙策を徹底させるべしという「健康増進法」が施行されたことも後押ししたのでしょう。

とりあえず、がんセンターとしての品格を取り戻したのではないかと考えています。品格などは些細なところにあるものです。

大学の外部評価委員とか文部科学省の視学委員をしていたときのことですが、附属病院視察で、院長から「後は……どこをご覧になりたいですか？」と必ずいわれます。そのときの私の決まり文句は「霊安室を見せてくれませんか」です。大抵は、そんな要望はありませんので、部屋の鍵を持っていないのが普通で、慌てて事務員を走らせます。霊安室がどこにあって、どのようになっているかは、極めて重要だと考えています。奥に秘められた病院の「品格」がすぐ分かるのです。普通はあまり使用しないところですが、掃除が行き届いているか、線香の灰が散らかっていないか、造花の花びらに塵が積もっていないか、遺族待合室が洗濯掃除のおばさんたちの溜まり場になっていないか、まさか、男女の密会場所にはなっていないだろうか、場所も一番冷遇されたようなところに設置されてはいないだろうか、とか、色々見ていくと、その病院の品格、院長の品位まで感じられてくるから不思議です。

その他、病院の品格といわないまでも、何となくソコハカと感じる「良い感じ」というものがあるものです。言葉ではなかなかいえないところが歯がゆいのですが、それは飾ってある絵であったり、廊下の隅に置かれた小さな花であったり、受付の方の態度や受け言葉だったり、職員の服装であったり、色々あります。そのような形の上での品格が、一瞬の職員の行動で無に帰することがあります。それは、患者が死亡したときの遺体や遺族に対する心遣いや周りの雰囲気ではないでしょうか。たとえば、子供が亡くなっても笑っている同室の子供に対する医師・看護師の指導などです。死体処理を担当した看護師が大声で他の看護師に「○○さん！付けといてね（死体処理をすると特別手当てが付くので、それを忘れずに記録してくれという意味）」という無神経さは、遺族には敏感に感じられるものです。

検診機関の品格

病院に似ていますが、検診機関のありようは重要です。患者に対するわけではありませんが、病気の発症リスクを発見して予防し、がんのように早期発見・早期治療に結び付けてがんによる死を防ぐ重要な役割があります。その検診機関が、「求む中古検診車」「求む中古マンモグラフィ」などという広告を関係組織の新聞に出しているのはいただけません。品格がないといえるでしょう。もっとも、中古医療機器を売る広告の方が多いのが現実です。

さらに、**「バンパイア効果」**が出るようになったらおしまいです。バンパイアとは吸血鬼のことですが、質を落としてでも検診を受注したいと考えて価格を下げて入札に参加する検診機関があれば、良心的な検診機関が価格競争に負け、生き残るために良心的なはずであったのに、それには目をつぶって価格を下げて検診を受注するという悪循環が始まります。医療機関にも当てはまることですが、これをバンパイア効果というそうです（参考文献1）。検診には、一次スクリーニングの精度向上だけでなく、その後の精密検査への誘導、フォローアップ、予後調査など重要な仕事があります。そのときに求められるのは検診担当者（担当医だけでなくその機関の経営者といってもいいでしょう）の品格です。精密検査の患者（受診者からこの時点で患者となる）を自分の病院へ誘導する問題点、要精検率を意識的に上げて儲け主義になる危険性などがあります。他からあまり見えないところだけに、検診機関には別の品位が求められるのではないでしょうか。

特に復権せられる

世の中には悪いことをする輩がたくさんいます。幼児誘拐や殺人、保険金詐欺事件は言うにおよばず、政治家の裏金作り、大学教授の不祥事、高級官僚の汚職、道路交通法違反、金融機関経営者の怠慢など数えたらきりがないくらい蔓延っています。政治家は、選挙で当選すれば、「みそぎを受けた」として、悪いことが解消したようなことをいいます。また、国の大きな祝事があると恩赦があり、これによってそれまでの罪が一切なくなることもあります。

医学部の学生は、卒業しても医師国家試験に合格しなければ、医師になれません。受験資格には、絶対に受けられない絶対的欠格事由と、受けられない場合のある相対的欠格事由とがあります（医師法第四条）。精神病や麻薬中毒などは前者に入りますが、罰金以上の刑に処せられた者は後者に入ります。しかし、比較的軽微な刑というものが、どの程度なのか分からないのですが、はっきりしていることは、スピード違反や駐車違反などの場合は、それだけで受験資格を失うことはありません。ただ、このような罰を受けた受験生は、昔は、一般の受験生とは別の部屋で受験させられ、合格しても医師免許証が遅れて届くというペナルティを受けるのが普通でした。今はどうなっているか、分かりません。

交通違反を数度も繰り返し、相手に怪我をさせて数十万円もの罰金刑を受けたことのある学生は心配です。相対的欠格事由に相当するかもしれないからです。その時どうするか。恩赦を申請するのも一つの方法なのです。数ヶ月すると小さな紙切れの通知がきます。法務大臣名で「特に復権せられる」と一行の記述です。これですべて無罪放免、まっさらになるのです。履歴書の賞罰の項に記載する必要もなくなるのです。しかし、何かおかしいと感じるのは私だけではないようです。この恩赦の手続きは、国の大きな祝事とは関係なく、毎年行われているのです。（参考文献2）

どの大学の医学部でも、新入生のガイダンスで、「交通違反や事故は決して起こさないように」ということを最初に指導します。これが医学生のささやかな品格を維持する注意事項であれば、それほど難しいことではありません。しかし、卒業するまでの六年間で約一〇％の学生が何らかの罰金刑を受ける交通違反や交通事故を起こしてしまいます。これらの学生が医師国家試験を受ける際に、医学部長は、学生を一人一人部屋に呼んで注意し、厚生労働大臣宛に、依頼文を書いていることを伝えます。「在学中に交通違反や事故で罰金刑を受けているが、本人はまじめで学業も優秀な学生であるので（本当はそれほど優秀でなくても『優秀』と書くのが通常）、国家試験を受けさせてほしい」と、医師法にある受験資格の相対的欠格事由から外して欲しいという依頼文です。他学部の学生は、おそらく知らないかと思われますが、医学生には、在学中厳しい品格（？）が求められているのです。

リーダーの品格

どんな組織でもリーダー（トップの職位）がいます。そして、それらの人々には能力と品格が求められます。大学でいえば学長（総長）、学部（研究科）では学部長（研究科長）、病院では病院長です。教授も講座・部門の主任の場合、リーダーとしての能力と品格が求められます。人間は、年齢とともに、また、経験とともに、進歩、成長が求められます。能力には、専門的能力と一般的能力がありますが、どちらの方が優れているということはありません。専門的能力とは、当然ながら、その教授の専門領域に関する研究能力、臨床技術があります。その領域で全国的にも有名で世界的な評価を受けている教授は、少々性格が個性的でも、その組織は認めてくれます。「極めて個性的」であっても、その影響はせいぜいその講座・部門・医局止まりでしょう。

しかし、その教授が、権威のライン上の職位が上がってくれば、組織から求められる能力は、専門的能力ではなく一般的能力なのです。一般的能力とは、まさしく一般的、常識的な能力で、まず、社会的常識、判断（決断）力、調整能力、思いやりの深さ、渉外能力、忍耐力、話を聞く能力などです。講座や部門単位のリーダーとは別に、さらに大きくなった組織では、この一般的能力がより強く求められるのです。専門的能力は、むしろ邪魔になるくらいなのです。ライン上の職位が上がっているのに、あまりにも「専門的・個性的」では、その影響は、学部全体、大学全体だけでなく、学外にも影響を与えることになります。同時に、品格もそれなりの高さ、幅で求められるでしょう。

以前、教授には三種類あるという話が流行ったことがあります。リサーチ・プロフェッサー（研究ばかりする教授／Research professor）、ティーチング・プロフェッサー（教育が好きな教授／Teaching professor）、ミーティング・プロフェッサー（会議ばかりする『管理職が好きな』教授／Meeting professor）というわけです。そして、最も軽蔑されていたのは、最後のタイプだったと思います。しかし、そんなことはないのです。職位が上がるにしたがって、求められる能力が変わってくる場合、三つのタイプの一つだけではダメだといわれています。それでは通用しないのです。もっとも、初めから、研究に力を入れないで、ミーティングばかりでも困りますが、職位が上がってしまってからも「専門的・個性的」なままでも困るのです。要は、求められる能力の成長の時期とバランスだと思われます。国立大学が、独立行政法人となり、大学や附属病院の自由裁量が増大したことからも、また、そのために病院経営の感覚が求められている場合には、学長、学部長や病院長などのリーダーとしての能力と品格は特段に重要と考えられます。また、リーダーを選ぶときに注意すべき点の一つではないでしょうか。

［参考文献］

1. 李啓充「市場原理と医療・米国の失敗から学ぶ」、［責任編集］杉岡洋一、どうする日本の医療、第二六回日本医学会総会ポストコングレス公開シンポジウムより、医学書院、二〇〇六年、七六頁
2. 日本医事新報・新春特集「炉辺閑話」より一部改変、一九九九年一月九日、三八九八号、二三頁

だったろうに、品格、風格とは程遠い最低のセンスに作り変えてしまった日本人の同国人として恥じ入りながら、クラブハウスにいたイギリス人にすまない気持ちで、赤面して早々にクラブを後にしたことを思い出しました。品格・風格というのは、決して一人で実現できるものではなく、「場」があるということです。歴史、気候、環境、人間の出自、学問、文化、経済など、心のゆとり、余裕とでもいいましょうか、ゆとりがないと艶も出ません。そうでないと、「おおどか」な気持ちにはなれないのです。すべて関わっていると思います。医学・医療も品格を論じるには、唯ある一つの面からだけ考究しても、ダメだな、と思いました。

最後に、本書が出来上がるまでには多くの方々のご教授や協力をいただきました。特に、宮城県病院局の佐伯光時局長をはじめとして、病院局職員には、資料収集やデータの確認チェックなどで協力をいただきました。また、秘書の永井幹子主査には、パソコンによる原稿作成や校正などで、多くのお手伝いをいただきました。ここで厚く御礼申し上げます。

そして、本書の発刊に、企画の段階から多大なご指導とご協力をいただいた薬事日報社出版局の小山大輔氏に厚く御礼申し上げます。

平成一八年八月

久道　茂

索　引

［著者紹介］

久道　茂（ひさみち　しげる）

宮城県涌谷町生まれ。昭和38年東北大学医学部卒業。医学博士。東北大学医学部教授、同学部長を歴任。平成14年東北大学退官、同大学名誉教授、宮城県立がんセンター総長、宮城県病院事業管理者を経て、現在、㈶宮城県対がん協会会長、宮城県医療顧問。厚生科学審議会会長、日本医学会副会長、東北大学出版会理事長などを務める。専門は、公衆衛生学、特にがんの疫学、医学判断学。

著書に、「公衆衛生の責任」（2000年　東北大学出版会）、「医学判断学入門」（1990年　南江堂）、「がん検診のはなし」（1998年　新企画出版社）、「胃集団検診の実際」（1978年　医学書院）など多数。その他、茂堂　久（もどう　ひさし）のペンネームで、小説「アンデスの神々」（1996年　近代文芸社）、「天空の柄杓」（2001年、同）、「シャングリラ」（2005年、同）、「イスタンブールの殺気」（2009年、同）などがある。

医学・医療の品格

2006年9月1日　第1刷発行
2009年6月15日　第4刷発行

著　者　久道　茂
発　行　株式会社　薬事日報社
〒101-8648　東京都千代田区神田和泉町1番地
電話　03-3862-2141（代表）
URL http://www.yakuji.co.jp

印刷・製本　昭和情報プロセス株式会社

ISBN978-4-8408-0914-6